CADEIAS POSTEROANTERIORES E ANTEROPOSTERIORES

CIP-BRASIL. CATALOGAÇÃO NA PUBLICAÇÃO
SINDICATO NACIONAL DOS EDITORES DE LIVROS, RJ

C197c
v. 5
Campignion, Philippe, 1949-
    Cadeias posteroanteriores e anteroposteriores : cadeias musculares e articulares: método GDS / Philippe Campignion ; tradução Renata Ungier. - São Paulo : Summus, 2019.
    208 p. : il. (Cadeias musculares e articulares : método GDS ; 5)

    Tradução de: Les chaînes postéro-antérieures et antéro-postérieures
    Inclui bibliografia
    ISBN 978-85-323-1109-2

    1. Sistema musculoesquelético. 2. Fisioterapia. I. Ungier, Renata. II. Título. III. Série.

18-50120   CDD: 616.7
                                                              CDU: 616.7

Meri Gleice Rodrigues de Souza - Bibliotecária CRB-7/6439

www.summus.com.br

Compre em lugar de fotocopiar.
Cada real que você dá por um livro recompensa seus autores
e os convida a produzir mais sobre o tema;
incentiva seus editores a encomendar, traduzir e publicar
outras obras sobre o assunto;
e paga aos livreiros por estocar e levar até você livros
para a sua informação e o seu entretenimento.
Cada real que você dá pela fotocópia não autorizada de um livro
financia o crime
e ajuda a matar a produção intelectual de seu país.

CADEIAS POSTEROANTERIORES E ANTEROPOSTERIORES

Cadeias musculares e articulares
Método G.D.S.

Philippe Campignion

summus
editorial

Do original em língua francesa
Les chaînes postéro-antérieures et
antéro-postérieures – Méthode G.D.S.
Copyright © 2019 by Philippe Campignion
Direitos desta tradução reservados por Summus Editorial

Editora executiva: **Soraia Bini Cury**
Assistente editorial: **Michelle Neris**
Tradução: **Renata Ungier**
Capa: **Santana, baseado na edição original**
Projeto gráfico: **Crayon Editorial**
Diagramação: **Santana**
Impressão: **Gráfica Santa Marta**

Summus Editorial
Departamento editorial
Rua Itapicuru, 613 – 7º andar
05006-000 – São Paulo – SP
Fone: (11) 3872-3322
Fax: (11) 3872-7476
http://www.summus.com.br
e-mail: summus@summus.com.br

Atendimento ao consumidor
Summus Editorial
Fone: (11) 3865-9890

Vendas por atacado
Fone: (11) 3873-8638
Fax: (11) 3872-7476
e-mail: vendas@summus.com.br

Impresso no Brasil

Sumário

Prefácio   7

Introdução   9

Primeira parte
Considerações gerais
sobre as cadeias posteroanteriores
e anteroposteriores   11

**As cadeias posteroanteriores e anteroposteriores
são cadeias que refletem elementos da personalidade**   12

Segunda parte
Anatomofisiopatologia
das cadeias posteroanteriores
e anteroposteriores   19

Pivô primário, residência e feudo   26

O grupo dos músculos sentinelas do eixo vertical   28

O grupo dos músculos respiradores e pressores   66

O grupo dos músculos ajustadores e reguladores dos centros de gravidade AP   109

As cadeias anteroposteriores no membro inferior   146

As cadeias anteroposteriores no membro superior   164

Terceira parte
Princípios
de tratamento   183

Conclusão   203

Referências bibliográficas   205

Prefácio

Que prazer, que honra e que emoção ter o privilégio, a pedido de Philippe, de prefaciar este livro.

Este sétimo livro de Philippe Campignion conclui um trabalho gigantesco de ensino do método de cuidados corporais das cadeias musculares de Godelieve Denys-Struyf.

Impossível ficarmos indiferentes a Godelieve Denys-Struyf. Ela faz parte do grupo de raras pessoas que me impressionaram à primeira vista. Isso aconteceu em um encontro de fisioterapeutas, o GKTS[1], para o qual fui convidado, por um membro desta associação, há 20 anos. Eu estava no fundo da sala; ela, sobre o palco, pequena mulher radiante, que explicava os resultados de seus trabalhos e observações, sob a forma desse famoso método. Confesso, para minha grande vergonha, sendo cirurgião da coluna, que eu estava longe de compreender plenamente o sentido.

Entretanto, por alguma obscura razão, eu sabia que aquilo que ela dizia era certo, que eu deveria explorar esses campos, para mim totalmente virgens de explicações detalhadas e harmoniosas do funcionamento muscular e ósseo do corpo humano, explicações que, ao mesmo tempo, levavam em conta nossos comportamentos cotidianos, arquétipos de funcionamento humano e tendências pessoais. Eu percebia potencialmente, ali, alguma coisa de global e coerente, no que diz respeito ao humano e seu funcionamento normal ou degradado.

Ao final de sua brilhante apresentação, apressei-me para felicitá-la, com a demanda de um ensinamento que eu entrevia fácil, imediato. Embora ela tivesse mencionado uma formação de vários anos para assimilar seus métodos, parecia-me evidente que, sendo eu um cirurgião, seria possível encurtar tal caminho. Com um imenso sorriso, ela declinou a possibilidade de seguir a aprendizagem de forma acelerada e apresentou-me a Philippe Campignion, para que eu pudesse fazer como todo mundo: engajar-me no trabalho, se eu assim desejasse. Não foi uma decisão fácil retornar aos bancos escolares, ainda mais como cirurgião, sentado lado a lado com alunos fisioterapeutas.

Vinte anos mais tarde, Philippe tornou-se um professor que marcou toda a minha carreira pela potência de seus conhecimentos, pela curiosidade de seu espírito. Seu rigor permitiu-lhe enriquecer e estruturar, particularmente, o aspecto da biomecânica e da terapia manual das cadeias musculares. Ele me abriu horizontes insuspeitos, que eu jamais havia vislumbrado. Permitiu-me iniciar uma autorreflexão, que originou a criação de um serviço de cuidados pluridisciplinares, ajudando eficazmente pessoas com dores nas costas, utilizando amplamente os princípios desse método.

Philippe, ao longo do tempo, tornou-se também um amigo, o amigo que busco quando quero discutir um paciente difícil. Pois, após 20 anos, eu ainda

---

1 N.T.: Groupe Kinésithérapique de Travail sur la Scoliose et le Rachis (Grupo Fisioterapêutico de Trabalho sobre a Escoliose e a Coluna).

aprendo os princípios fundamentais das cadeias musculares, que constituem toda a potência, e talvez ainda seus limites, pois não se tratam, aqui, de simples receitas. É preciso instrumentalizar-se com os meios de trabalhar verdadeiramente com eles, assimilá-los, tomar posse deles, para que se tornem um extraordinário meio de tratamento.

Assim, estes livros são igualmente um suporte, um guia para o que não foi, necessariamente, possível assimilar durante o curso. Esta sétima obra é, também, muito simbólica, por seu número (enfim, a idade da razão?) e por esta cadeia dupla PA AP, que ilustra tão bem os fundamentos da própria vida, indo ao encontro dos princípios da medicina chinesa, com seu Yin e seu Yang, e que permite a expressão de todas essas variedades de formas de corpos humanos, que temos a possibilidade de ouvir em nossos consultórios e, por vezes, ajudar.

Obrigado, então, a você, Philippe, obrigado a você, Godelieve, obrigado a todos aqueles que souberam me acompanhar pacientemente nesta estrada. Que estes livros possam conduzir todos que desejarem aperfeiçoar-se na compreensão desta maravilha que é o nosso corpo.

Dr. Paul Fayada
Cirurgião da coluna vertebral
Chefe do serviço de reeducação pluridisciplinar
da policlínica de Ternois, em Saint-Pol sur Ternoise

Introdução

Este livro, dedicado às cadeias posteroanteriores e anteroposteriores, será o último consagrado às cadeias musculares evidenciadas por Godelieve Denys-Struyf. De todas as cadeias, estas são as mais vívidas e, em minha opinião, aquelas pelas quais ela atesta sua maior inovação.

Busquei, ao longo desta obra, conjugar o pensamento da autora com minhas próprias interpretações, em função das observações advindas da minha prática cotidiana. Após trabalhar, por tantos anos, ao lado de Godelieve Denys-Struyf, torna-se muito difícil, para mim, separar o que é puramente da autora e minhas próprias interpretações. Para que possa assumir a responsabilidade sobre estas, entretanto, esforço-me ao máximo para diferenciá-las.

As cadeias PA e AP estabelecem um vínculo entre todas as estudadas anteriormente e se relacionam com todos os ritmos do corpo.

Sistema complexo, PA AP é, ao mesmo tempo, estruturalmente uma, e funcionalmente dividida em duas estruturas bem distintas: PA e AP, que atuam como uma dupla de tensão recíproca, mas podem também entrar em competição e não mais constituir uma única cadeia, imprimindo, no corpo, marcas específicas.

Essas duas estruturas estão implicadas no equilíbrio do corpo, em todos os planos do espaço, e diretamente ligadas à proprioceptividade.

O paralelo que G.D.S. estabeleceu entre "sua PA AP" e os trabalhos de Littlejohn sobre a mecânica da coluna vertebral e da pelve é uma verdadeira dádiva para todos aqueles que se interessam pela mecânica do corpo humano, facilitando sua compreensão.

Na época em que me formei no método de Françoise Mézières, esta última ampliou seu conceito de cadeia muscular, enriquecendo-o com a inclusão de uma cadeia anteromedial, anterior do pescoço e braquial. Ela considerava a cadeia posterior responsável pela hiperlordose, sendo o diafragma e o psoas os amigos desta.

G.D.S. diferenciou os músculos do plano profundo daqueles dos planos médio e superficial, na face posterior do tronco, em cadeias posteroanteriores e posteromedianas, bem como suas respectivas ações na biomecânica.

Os músculos do plano profundo, atribuídos às cadeias posteroanteriores, uma vez que trabalhem com um ponto fixo superior, constituem um autêntico sistema antigravitário, aliviando os discos e as articulações vertebrais de seus efeitos. Eles realizam essa tarefa de forma rítmica, ao sabor da respiração, em que PA e AP formam uma dupla de tensão recíproca.

Os músculos dos planos médio e superficial, ligados às cadeias posteromedianas, asseguram a manutenção da posição vertical, onde PM divide a responsabilidade com AM e PA.

PA e AP constituem uma estrutura complexa, simultaneamente uma e dupla, e equilibram-se em tensão recíproca, animada por uma ritmicidade. As escaladas de tensão entre ambas são, contudo, frequentes, o que pode facilitar o falseamento do diagnóstico, uma vez que o mecanismo de ação-reação pode partir tanto de uma quanto de outra dessas duas estruturas. Difícil, então, definir a cadeia causal. Desenvolveremos as diferentes possibilidades, a fim de contornar as armadilhas.

Primeira parte

Considerações gerais sobre as cadeias posteroanteriores e anteroposteriores

As cadeias posteroanteriores e anteroposteriores são cadeias que refletem elementos da personalidade

Retomemos a imagem dos bebês posicionados sobre a cruz, simbolizando os eixos vertical, da personalidade, e horizontal, ou relacional.

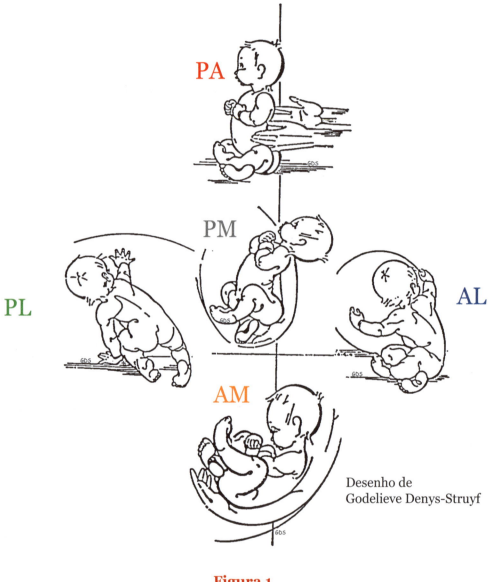

Desenho de Godelieve Denys-Struyf

Figura 1

AL e PL, estruturas do eixo horizontal a serviço do comportamento relacional
AM, PM e PA, estruturas do eixo vertical a serviço da personalidade

Godelieve Denys-Struyf definia essa estrutura pela imagem do *bebê que adquiriu a capacidade de erigir seu tronco em posição vertical*. O dinamismo PA AP está na base das *forças que erigem o homem entre céu e terra*. PA AP é, em primeiro lugar, uma estrutura do eixo vertical, que erige o tronco e dá *ritmo* às suas curvaturas. Ela se prolonga, no entanto, no eixo horizontal, *estabelecendo uma ligação rítmica entre AL e PL, cujas ações ela controla.*

O bebê ereto em posição sentada simboliza a PA, que encontra seu lugar no ápice desse eixo vertical. A residência de PA é no crânio, próxima ao céu.

Podemos, ainda, retomar a imagem da árvore, preciosa para Godelieve Denys-Struyf, para simbolizar esse eixo vertical. Como descrito nos fascículos precedentes:

AM encontra seu lugar, naturalmente, nas raízes;

PM encontra o seu no tronco, mantido vertical;

PA encontra os seus nos ramos, que constituem a coroa dessa árvore e tendem para o céu, para que as folhas AP possam captar a luz. Em sua essência, AP é, também, a energia vital materializada pela seiva, que circula desde as raízes, pelo tronco, pelos ramos, até as folhas.

As três cadeias fundamentais do eixo vertical não têm as mesmas funções: as cadeias AM e PM são cadeias estáticas, implicando certa estabilidade, que as cadeias dinâmicas não possuem. As cadeias PA e AP são cadeias dinâmicas, mas não da mesma maneira que as duas cadeias do eixo horizontal AL e PL. PA e AP são as cadeias do ritmo e da alternância.

Godelieve Denys-Struyf aproximava o dinamismo psicomotor AM ao yin e o dinamismo psicomotor PM ao yang, enquanto considerava o dinamismo psicomotor PA AP motor do *movimento perpétuo* entre yin e yang.

Essas cadeias estão estreitamente ligadas às funções que geram o *equilíbrio postural* e, portanto, em direta conexão com o *sistema nervoso proprioceptivo*.

Obedecendo aos reflexos posturais, essas cadeias musculares, muito reativas, trabalham permanentemente no restabelecimento do equilíbrio corporal, em todos os planos do espaço. Elas presidem à *equilibração* das massas corporais, bem como à *regulação dos centros de gravidade*. Todavia, essas cadeias musculares não podem, em hipótese nenhuma, exercer uma atividade permanente na sustentação do esqueleto, mas sim realizar tal tarefa a cada segmento.

Elas atuam, porém, em certos *mecanismos de defesa*, aferrolhando uma articulação, quando necessário, naquilo que se denomina uma *lesão osteopática*.

A noção de ritmo é indissociável dessa estrutura, que está implicada em *todos os ritmos do corpo*, seja a *respiração* ou o *ritmo cardíaco*.

Uma vez que essas cadeias tendam a fixar-se, a tornar-se estáticas, todos os ritmos corporais são perturbados.

Figura 2

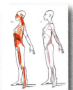

Convém diferenciar as cadeias posteroanteriores PA das anteroposteriores AP.

PA é um sistema muscular predominantemente posterior, subjacente a uma tipologia estênica, mais próxima de PM, por isso a denominação cadeias posteroanteriores. Estão essencialmente presentes nas camadas musculares que *forram posterior e profundamente a coluna vertebral*.

AP corresponde a uma tipologia de aparência astênica, mais próxima de AM. Além disso, os músculos que compõem AP têm, frequentemente, uma direção sagital e estão presentes, sobretudo, *nas camadas profundas anteriores do corpo*, por isso a denominação cadeias anteroposteriores.

O leitor poderá se surpreender com o fato de que os mesmos músculos possam fazer parte de um e de outro desses dois encadeamentos, como o diafragma ou até o quadríceps. A explicação será fornecida à medida que se desenvolva o estudo detalhado da ação de tais músculos.

Figura 3

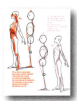

Idealmente, PA e AP formam uma dupla de tensão recíproca, ao ritmo da respiração.

PA se ativa na inspiração, para erigir a coluna vertebral e dar, aos músculos implicados nos mecanismos respiratório, ponto fixo em cima.

Ao instalar uma delordose, PA *tensiona* AP, mais exatamente os escalenos no pescoço e os psoas na lombar, que são os guardiões da lordose.

Na expiração, ela deve poder liberar-se de maneira sutil, sem perder a vigilância, para permitir a alternância com essa AP, que, tensionada pela delordose iniciada por PA, aproveita-se do relaxamento desta para retomar seu lugar na expiração.

Tais quais elásticos, enquanto o tórax se esvazia, achatando-se, os escalenos reinstalam uma lordose cervical, cujo ápice se situa em C4-C5, e os psoas reinstalam a lordose lombar, garantindo-lhe um ápice em L3.

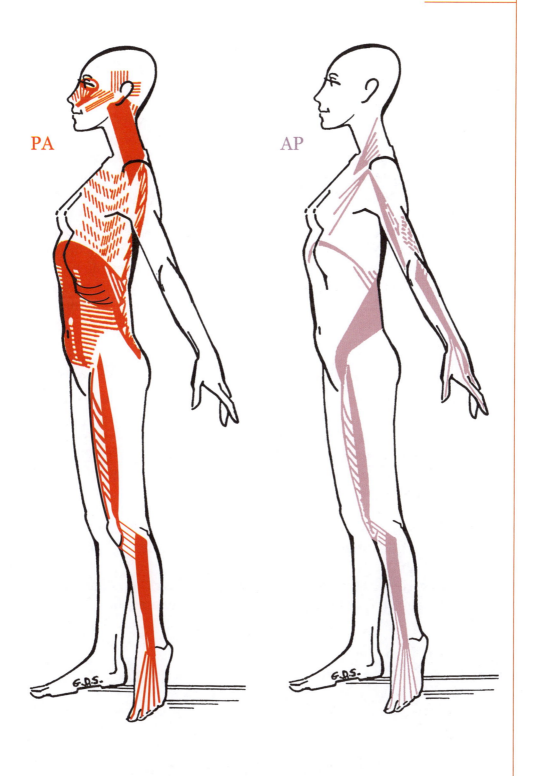

Encadeamento músculo-aponeurótico
posteroanterior PA e anteroposterior AP

Desenho de G.D.S.

Figura 4

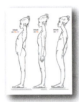

Do ponto de vista comportamental, essas estruturas estão ligadas à noção de ideal e podem induzir, no excesso, três atitudes características, segundo a forma como cada uma é vivenciada.

- Uma atitude achatada e ondulante é qualificada por G.D.S. de atitude em AP adinâmico. Essa atitude é frequente na criança e no adolescente quando não encontram material para alimentar sua noção de ideal, em seu ambiente, no projeto parental ou no modelo social. O sujeito "baixa os braços", em uma atitude desmotivada. Altamente emotivos, esses indivíduos são muito maleáveis e constituem presas fáceis para gurus de todos os tipos. O sujeito se suspende passivamente aos músculos e fáscias de uma AP que G.D.S. qualificava como "órfã", uma vez que privada do dinamismo de seu complemento PA.
- A atitude ereta é chamada de atitude em PA. Ela revela uma **busca de perfeição**. O sujeito tende permanentemente ao seu ideal, em uma posição ereta, com o topo do crânio orientado para o zênite. Esses indivíduos, dotados de enorme receptividade, podem, por vezes, demonstrar um imenso rigor, que pode se transformar em intransigência. Essa postura é subtensionada pelos músculos de PA.
- A atitude hiperereta da região cervicotorácica, **associada a uma** hiperlordose toracolombar, **é dita em** PA-AP. Ela foi associada por G.D.S. à expressão de certa **reatividade**. O indivíduo, ao não mais encontrar material que satisfaça sua noção pessoal de ideal, reage, podendo até mesmo lutar para transmitir suas ideias. Os sujeitos dessa tipologia muito estênica podem apresentar grande irritabilidade.

Esta postura resulta de uma escalada de tensão entre PA e AP, em uma partilha de território bastante particular.

Eu envio o leitor, uma vez mais, à obra de Godelieve Denys-Struyf, que trata do aspecto comportamental das cadeias, para maiores precisões.

Figura 3

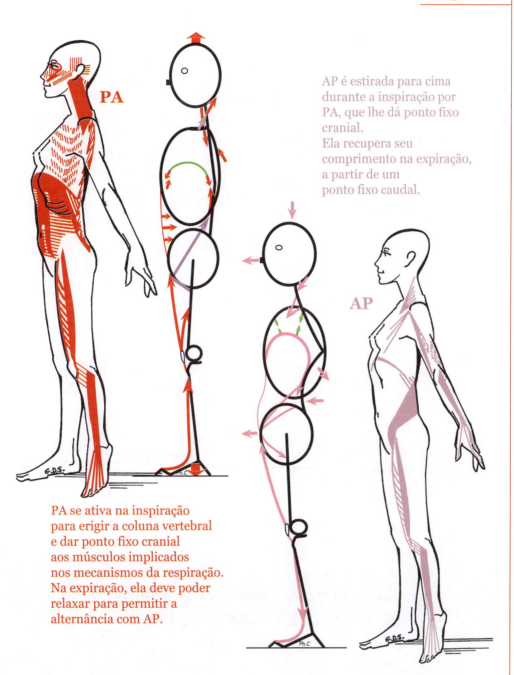

AP é estirada para cima durante a inspiração por PA, que lhe dá ponto fixo cranial.
Ela recupera seu comprimento na expiração, a partir de um ponto fixo caudal.

PA se ativa na inspiração para erigir a coluna vertebral e dar ponto fixo cranial aos músculos implicados nos mecanismos da respiração. Na expiração, ela deve poder relaxar para permitir a alternância com AP.

PA e AP formam uma dupla de tensão recíproca

Desenho de G.D.S.

Cadeias posteroanteriores e anteroposteriores

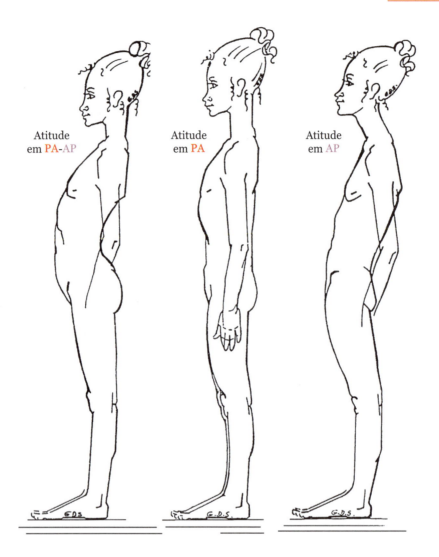

As três atitudes características de posturas afirmadas em PA, em AP e em PA-AP

Desenho de G.D.S.

Segunda parte

Anatomofisiopatologia das cadeias posteroanteriores e anteroposteriores

Mais uma vez, nosso interesse se direcionará principalmente às ações dos músculos sobre a estática e às marcas que eles inscrevem no corpo, diferenciando as marcas ditas úteis daquelas desorganizantes.

Finalmente, evocaremos as patologias ligadas ao excesso de atividade das cadeias posteroanteriores e anteroposteriores.

Os músculos que compõem as cadeias posteroanteriores e anteroposteriores podem ser categorizados em quatro grandes grupos, com funções específicas:
- o grupo dos músculos sentinelas do eixo vertical;
- o grupo dos músculos respiradores e pressores;
- o grupo dos músculos de ligação;
- o grupo dos músculos ajustadores e reguladores dos centros de gravidade.

Cada um desses grupos se vincula a uma função particular, que iremos precisar após detalhá-los.

Por essa razão, não descreveremos essas cadeias da mesma maneira que as outras, seguindo o encadeamento no sentido da circulação da tensão. Abordaremos os detalhes da anatomofisiopatologia grupo após grupo, o que não nos impedirá de precisar as diferentes atitudes ligadas a uma estrutura tão complexa quanto PA AP.

Começaremos pela apresentação desses grupos funcionais, antes de entrar nos detalhes.

Figura 5

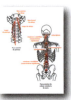

O grupo dos músculos sentinelas do eixo vertical intervém na ereção vertebral reflexa, bem como nos mecanismos de defesa das articulações intervertebrais.

Os músculos longo do pescoço, longo da cabeça, reto anterior e reto lateral da cabeça controlam a lordose cervical. Isso é particularmente válido para o longo do pescoço, que o dr. Samuel "batizou" *defesa convexitária do pescoço*.

Os suboccipitais assumem o posto na região posterior, ajustando as duas primeiras vértebras cervicais, de que são verdadeiros ligamentos ativos. Não por acaso, sua antiga denominação era "cibernéticos da nuca".

Os rotadores e multífidos (transversários espinhosos) assumem, a partir de C2, e ocupam as profundezas das goteiras vertebrais até o sacro.

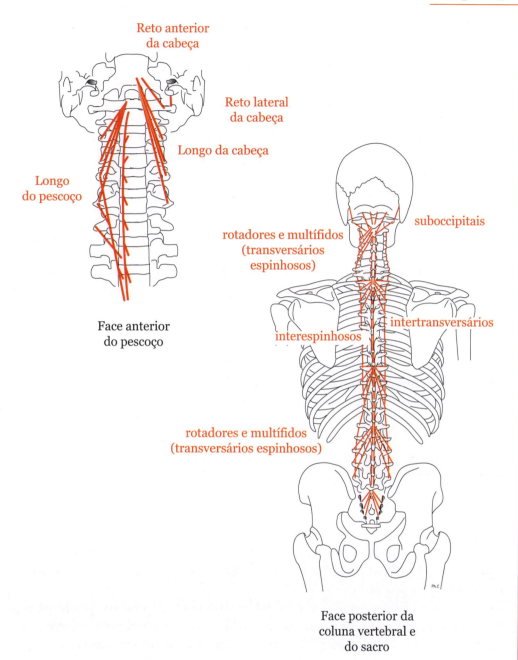

O grupo dos sentinelas do eixo vertical de PA
Desenho de G.D.S.

Os músculos interespinhais e intertransversários duplicam, em todos os níveis, os ligamentos que unem as vértebras entre si. Eles desempenham, com os precedentes, o papel de **ligamentos ativos das articulações intervertebrais** e fazem por merecer sua denominação de sentinelas do eixo vertical, materializado pela coluna vertebral. Eles intervêm nos *mecanismos de defesa dessas articulações*, participando, cada um dentro de suas possibilidades, do **bloqueio osteopático**.

Detalharemos as ações específicas durante o estudo aprofundado dos músculos desse grupo.

Tais músculos participam da constituição da cadeia de tensão miofascial posteroanterior.

Figura 6

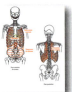

O grupo dos músculos respiradores e pressores participa da respiração e favorece a alternância de pressão entre as duas cavidades.

Os músculos que o compõem são intimamente vinculados aos do grupo precedente, que lhes dá ponto fixo, para que possam realizar a inspiração.

Os músculos levantadores das costelas *prolongam os multífidos*.

Os músculos intercostais externos *solidarizam os arcos costais*.

O transverso do abdome, que se estende dos processos transversos das vértebras lombares, posteriormente, à linha alba, anteriormente, *contém a pressão intra-abdominal*.

O diafragma é, sem sombra de dúvida, a estrela deste grupo, dado que se trata do principal músculo da respiração.

Esse grupo de músculos deve sua designação, por um lado, ao fato de que são **atores da inspiração**; e, por outro, ao fato de que favorecem a **alternância** de pressão entre as cavidades torácica e abdominal. Eles fazem parte, igualmente, da cadeia PA.

O grupo dos músculos de ligação será estudado logo após os respiradores e pressores, na medida em que ele reúne todo um conjunto de músculos de AP, ligação entre a PA e as cadeias PL e AL, que agem na respiração forçada.

Figura 6

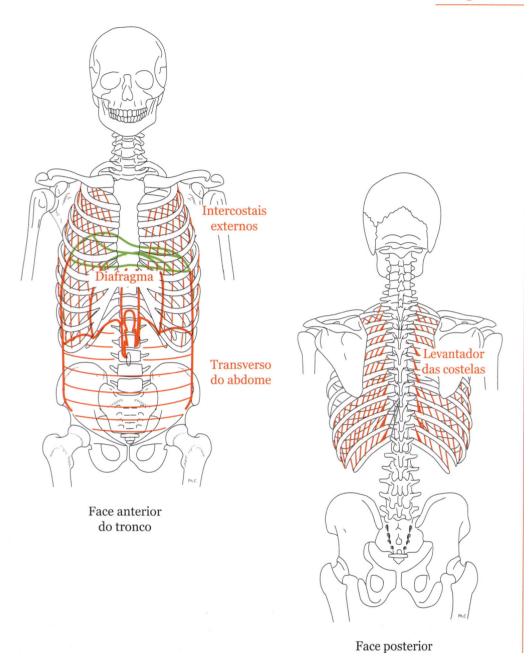

O grupo dos músculos respiradores e pressores de PA e de AP
Desenho de G.D.S.

Figura 7

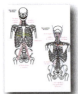

O grupo dos músculos ajustadores e reguladores dos centros de gravidade desempenha um papel primordial no alinhamento das massas em todos os planos do espaço.

Encontraremos, aqui, exclusivamente músculos que participam da constituição das cadeias anteroposteriores.

G.D.S. atribuiu-lhes uma função no equilíbrio das massas umas em relação às outras, nos três planos do espaço, daí sua denominação de músculos "ajustadores e reguladores dos centros de gravidade".

Os escalenos e os psoas (Fig. 7A), verdadeiros guardiões das lordoses cervical e lombar, portanto ativos **no plano sagital**, trabalham também **nos planos horizontal e frontal.**

O diafragma, previamente associado ao grupo dos músculos respiradores e pressores, na condição de músculo de PA, atua ainda no equilíbrio geral do corpo, o que será desenvolvido, evidentemente, no momento oportuno. Veremos que ele pode ser considerado **misto de PA e de AP**, de acordo com as circunstâncias.

Os esplênios e quadrados do lombo trabalham, do mesmo modo, em todos os planos do espaço.

É possível notar, aliás, na Figura 7B, que ilustra a face posterior do tronco, as duas linhas que parecem coincidir perfeitamente com o trajeto dos músculos esplênios, cranialmente, e quadrados do lombo, caudalmente. Elas se cruzam na altura de T4 e remetem-se às linhas evidenciadas por Littlejohn. Esse assunto será aprofundado mais adiante.

- Os esplênios controlam a posição da massa cefálica em relação à massa torácica.
- Os quadrados do lombo controlam as posições respectivas das massas torácica e pélvica.

Todos esses músculos participam da recuperação dos desequilíbrios provocados, em geral, pelas demais cadeias. Os iliopsoas, por exemplo, são frequentemente reativos à nutação ilíaca instalada à esquerda por uma PL, que eles buscam compensar girando a pelve para a direita.

Figura 7

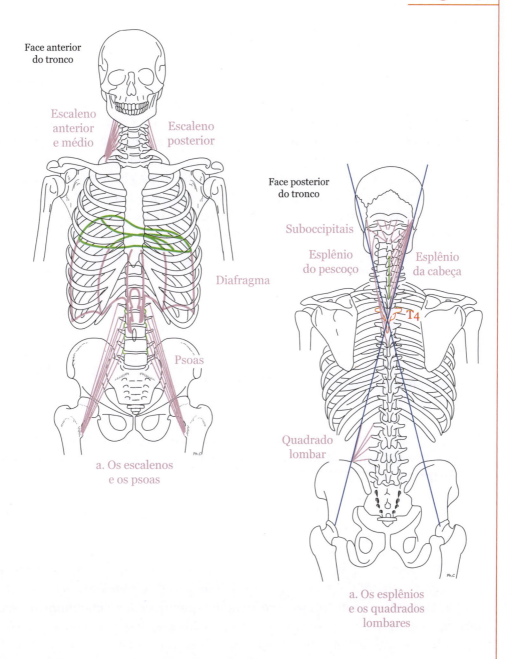

O grupo dos músculos ajustadores e reguladores dos centros de gravidade de AP

Desenho de G.D.S.

Pivô primário, residência e feudo

Estamos aqui diante de duas estruturas fisiologicamente muito conectadas e movidas por uma ritmicidade própria, fonte de sua originalidade. Essas cadeias são desconcertantes para muitos praticantes do método Mézières, pois são muito "reflexas" e suportam mal os alongamentos. Sua boa fisiologia é condicionada por essa ritmicidade, ilustrada perfeitamente pela respiração, bem como pela atividade cardíaca, citando apenas as mais evidentes.

As características mais patentes da atividade dessas cadeias seriam, a meu ver, *ritmicidade* e *alternância*. Entretanto, elas também podem tornar-se cadeias de tensão miofascial e aprisionar o corpo em atitudes específicas.

Ao se enrijecer, podem transformar suas qualidades em grandes defeitos. A capacidade de reequilibrar o corpo e refinar o gesto pode se transformar em incoordenação motora, a consciência corporal pode dar lugar à descorporalização.

Contrariamente ao que pudemos observar para todas as outras tipologias, a atitude dita em AP adinâmico, da Figura 4, não reflete um excesso de tensão nas estruturas miofasciais correspondentes, mas, ao inverso, *uma carência de atividade das demais*, especialmente de PA, autêntico motor da alternância entre as duas estruturas. Trata-se de uma situação muito particular, de indivíduos privados da ancoragem AM, da vigilância PA e do suporte PM. Eles se veem, então, obrigados a se suspender a essa "pobre" AP, que G.D.S. qualificava como "órfã", porém sem que ela entre, de fato, em excesso de tensão. Ao contrário, ela se deixa distender pela atitude, na maioria das vezes.

Podemos, então, abandonar a ideia de um pivô primário para essa AP, dado que não há ação muscular.

No entanto, é preciso lembrar que tal atitude pode ainda ocultar uma AP que qualificamos como AP dinâmica, que necessita simplesmente ser despertada para se colocar ao serviço de PA.

G.D.S., com efeito, designou o quadríceps como representante exclusivo de AP em seu feudo, no membro inferior. O quadríceps é o *deflagrador do autocrescimento*. Ao empurrarmos o chão com o quadríceps, "acendemos" a PA do pescoço.

G.D.S. atribuía uma residência a AP no pescoço e nas extremidades (punho e mão, tornozelo e pé). *Seria impossível passar ao largo do importante papel dessa AP na instalação e manutenção das lordoses, sob controle de PA.*

A face, sede da mímica, que necessita de uma perpétua alternância de ponto fixo, é igualmente uma região em grande ressonância com AP.

A atitude dita em PA da Figura 4 poderia revelar uma tensão, tornada permanente, dos músculos das cadeias posteroanteriores. A expressão desse comportamento, vinculada à noção de ideal, ou mesmo da busca do absoluto, se inscreve no corpo a partir da ativação dos músculos longo do pescoço e pré-vertebrais, que apagam a lordose fisiológica, substituindo-a por uma retificação cervical, ou até uma inversão da curvatura. O pivô primário de PA se situa, portanto, no pescoço.

O pescoço é, ainda, o feudo de PA, que, a partir dessa região, inicia a ereção vertebral reflexa, que favorece a inspiração e permite aliviar nosso corpo dos efeitos da gravidade.

Paradoxalmente, em caso de excesso, tal ação útil de PA não se instala facilmente, pois não consegue se dar de forma espontânea, devendo, por conseguinte, ser atenuada.

Sua residência não está longe: nada mais natural, tendo em vista as características comportamentais dessa estrutura, do que instalar-se no crânio. Veremos que PA é a única a favorecer a extensão da sincondrose esfeno-occipital e, portanto, a ascensão da abóboda craniana, onde G.D.S. situou, aliás, o setor revelador de um projeto PA AP.

Não é notório que os egípcios, os incas e até mesmo os druidas chegavam a modelar a forma do crânio de seus futuros sacerdotes ou druidas? Não é no topo do crânio que se pratica a tonsura dita do monge? O interesse por tudo que diz respeito à espiritualidade é, inclusive, uma das características comportamentais de PA AP.

A última atitude, dita em PA-AP, apresentada também na Figura 4, resulta de uma escalada de tensão entre PA e AP. PA não mais se permitindo soltar na expiração; AP, vendo-se permanentemente distendida, entra em reação e, por sua vez, se fixa, forçando uma partilha de território, como sempre ocorre em casos análogos: PA, instalada primeiramente, garante a parte alta do corpo, originando a grande retificação cervicotorácica e o bloqueio torácico em inspiração; AP se recupera na parte baixa do corpo, instalando, via pilares do diafragma associados aos psoas, uma hiperlordose.

Os músculos ilíacos e retos anteriores do quadríceps, também de AP, antevertem a pelve, enquanto os joelhos são mantidos em recurvatum.

Dado que essa atitude encontra sua origem na expressão exagerada de um dinamismo PA, seu pivô primário é o mesmo.

O grupo dos músculos sentinelas do eixo vertical

Iniciaremos pelos músculos deste grupo, ainda mais porque é no pescoço que se encontra o pivô primário de PA.

Figura 8

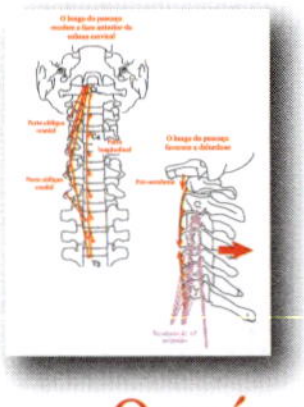

O músculo longo do pescoço faz parte dos músculos ditos pré-vertebrais, que são os primeiros implicados na ereção vertebral reflexa.

O músculo longo do pescoço recobre a face anterior da coluna cervicotorácica, de C1 até T3. Cada um toma a forma de um triângulo isósceles de base medial, fazendo que, ao se unirem, formem um losango. Para representar sobre si próprio a localização desse músculo, basta colocar em contato as polpas digitais de seus indicadores e de seus polegares, aumentando ao máximo a distância entre eles, de sorte que se forme um losango alongado no sentido da altura. Posicione esse losango à frente de seu pescoço, com as duas extremidades de seus indicadores na altura de sua boca, no fundo da qual se encontra C1. As extremidades de seus polegares recairão sobre a localização do corpo da terceira vértebra torácica, onde este músculo termina.

Ele apresenta três partes, constituindo os lados de cada triângulo:
- A parte longitudinal se insere, caudalmente, *na face anterior das três primeiras vértebras torácicas e das três últimas cervicais*. Ele envia, igualmente, expansões em direção aos *tubérculos anteriores da quarta, quinta e sexta vértebras cervicais*. Ela alcança, cranialmente, *o corpo das três primeiras vértebras cervicais*.
A parte oblíqua caudal se origina, caudalmente, dos *corpos das três primeiras vértebras torácicas* e alcança, cranialmente, *os tubérculos anteriores dos processos transversos das três últimas cervicais*.
- A parte oblíqua cranial se estende dos tubérculos anteriores dos processos transversos da terceira, quarta, quinta e sexta vértebras cervicais ao tubérculo anterior do atlas.

Por inúmeras vezes, ao dissecar esse músculo, constatei uma aparência muito delgada e relativamente tendínea.

Ele é descrito como flexor da coluna cervical, de um ponto de vista dinâmico. No que concerne à estática, que constitui nosso objeto de estudo, ele se opõe à lordose cervical e, portanto, aos escalenos de AP, sobretudo os anteriores.

Dr. Samuel qualificou-os, muito justificadamente, como "defesa convexitária" *da lordose cervical*.

Figura 8

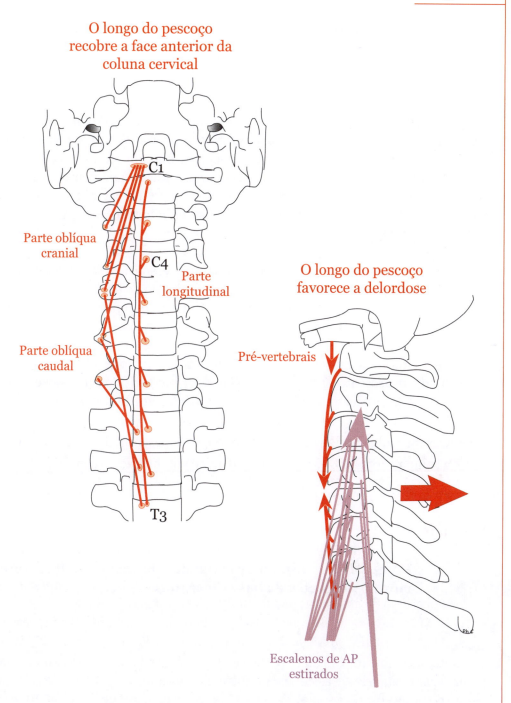

O longo do pescoço e os músculos pré-vertebrais
Segundo Rouvière

Figura 9

Os músculos longo da cabeça, reto lateral da cabeça e reto anterior da cabeça completam o grupo dos pré-vertebrais.

O longo da cabeça se insere, caudalmente, sobre os *tubérculos anteriores dos processos transversos da terceira, quarta, quinta e sexta vértebras cervicais.*

Esses diversos feixes se reúnem, recobertos por uma lâmina tendínea a qual aderem, para fixar-se cranialmente, em uma fosseta triangular do *processo basilar do occipital,* anteriormente ao forame magno. Ele se insere, ainda, *na face inferior do rochedo* e sobre a *fibrocartilagem da articulação petrobasilar* do osso temporal.

O reto anterior da cabeça se insere, caudalmente, sobre *o bordo anterior da raiz do processo transverso e a parte vizinha do corpo do atlas.*

Ele se alarga no sentido cranial, para se fixar sobre *o processo basilar do occipital,* posteriormente ao precedente.

O reto lateral da cabeça se estende, lateralmente ao precedente, *da parte anterior do processo transverso do atlas ao processo jugular do occipital (equivalente ao processo transverso de uma vértebra).* Ele constitui, de fato, um primeiro músculo intertransversário (rotador).

Esses três músculos prolongam a ação do longo do pescoço, fletindo o crânio sobre a coluna cervical. Eles orientam seu ápice em direção ao zênite.

Figura 10

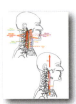

PA e AM são intimamente ligadas na região da face anterior do pescoço e da base do crânio.

Retomaremos um esquema do fascículo consagrado às cadeias anteromedianas, para estabelecer as conexões entre os músculos de PA e os de AM, na região do pescoço.

Os músculos pré-vertebrais recobrem a face anterior da coluna cervical e estão contidos na aponeurose cervical profunda.

Estão separados dos músculos da faringe de AM por um espaço ocupado por uma fáscia frouxa: o espaço retrofaríngeo.

Tal espaço permite deslizamentos de um plano em relação a outro – no caso, os deslocamentos da faringe na deglutição. Sem esse espaço de liberdade entre os dois planos, a deglutição seria acompanhada irremediavelmente de uma flexão da coluna cervical.

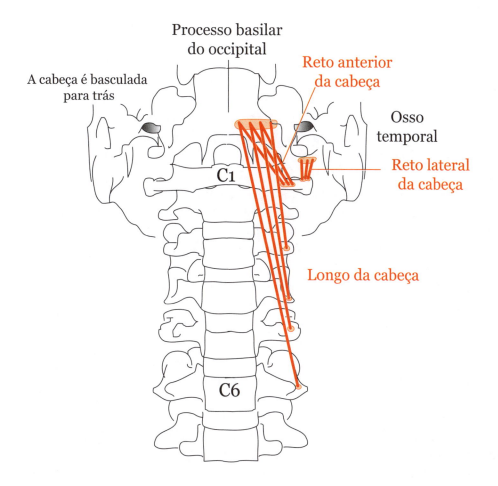

Os músculos pré-vertebrais

Segundo Testut

Cadeias **posteroanteriores** e anteroposteriores 31

A conexão entre AM e PA se dá na altura da esfera bucal, da base do crânio e da região prevertebral.

AM está sobretudo implicada pela esfera bucal, particularmente a língua, enquanto PA concerne as estruturas nasais, os ossos da base do crânio e os músculos pré-vertebrais, conforme previamente precisado.

AP encontra seu lugar nas estruturas constituintes do palato mole e desempenharia aí, de certo modo, o papel de junta de elasticidade entre AM, representada pela faringe, que se prende diretamente ao esôfago, e os ossos da base do crânio, mais precisamente a sincondrose esfeno-occipital.

A faringe, que sobe e desce na deglutição, poderia também estar associada a AP e, por que não, no meu ponto de vista, ser considerada um músculo misto de AM e de AP.

Reenvio o leitor ao tomo dedicado às cadeias anteromedianas, em que detalhamos os músculos da faringe. Neste, descrevemos o posicionamento da faringe entre uma AM, que a traciona caudalmente, e uma PA, que, por si só, assegura um ponto fixo superior (sobre a base do crânio) aos músculos implicados na deglutição.

Idealmente, AM não deveria, de forma nenhuma, entravar a ação de PA, que está, aqui, em seu feudo e às portas de sua residência.

Penso que a melhor maneira de ilustrar o equilíbrio entre PA e AM é evocar a imagem de um balão de ar quente. O "envelope" é o crânio que, metaforicamente, só deseja elevar-se nos ares sob impulsão de PA. A ele está suspenso o "cesto", como AM se suspende à base do crânio.

Para elevar-se nos ares, esse balão precisa preencher o envelope de ar quente, mas é também imperativo que o cesto não esteja sobrecarregado. Será preciso, então, soltar o lastro, para diminuir o peso e permitir que o conjunto ganhe altitude.

As estruturas da região do pescoço e da base do crânio necessitam de muita elasticidade, para que AM não pese demais sobre o crânio e não assuma facilmente o poder sobre PA.

Não se trata justamente do trabalho atribuído a AP – temperar o antagonismo entre as cadeias, interpondo-lhes elasticidade? Poderíamos, portanto, associar os músculos da faringe e as fáscias a eles conectadas tanto a AP quanto a AM.

Por outro lado, deve-se ressaltar que esse equilíbrio é frágil. Na verdade, AM toma frequentemente o poder sobre PA. Utilizo um teste simples para verificar o justo equilíbrio entre AM e PA: a língua posicionada ativamente em contato com o palato, exercendo uma ligeira pressão. O sujeito tenta deglutir três vezes, sem relaxar a pressão da língua. Em caso de tensão AM excessiva, isso se mostra difícil, ou mesmo impossível, a partir da segunda tentativa.

A posição do osso hioide permite apreciar as relações entre PA e AM:

- No caso de uma PA bem característica, ele estará situado bem alto e posterior.
- Em caso de dominância de AM, estará em posição baixa e bastante anterior.

Figura 10

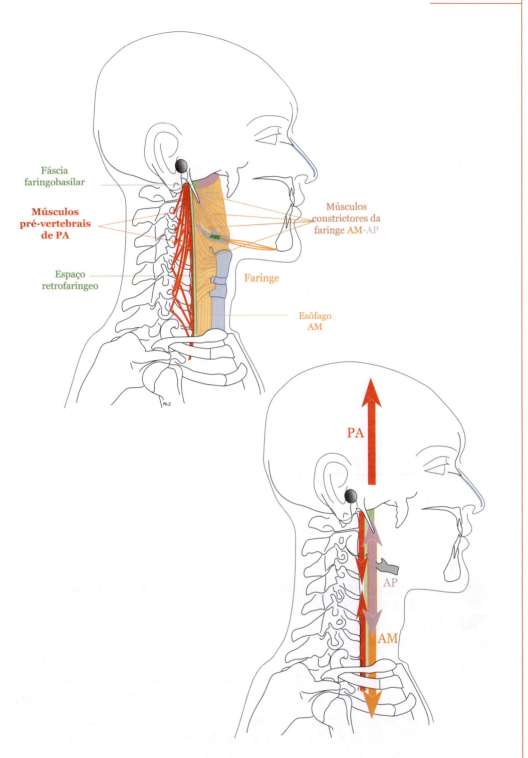

Os músculos pré-vertebrais de PA e
os músculos da faringe de AM ao nível do pescoço

Cadeias posteroanteriores e anteroposteriores 33

Figura 11

Podemos associar a cavidade nasal e a rinofaringe à PA; e a esfera bucal, bem como a orofaringe, à AM.

Na inspiração, de que a PA é o motor principal, o ar penetra pelo nariz e passa entre as lâminas do etmoide, que, tal qual um radiador, aquece-o à temperatura corporal.

Uma parte desse ar penetra no sinus do osso frontal, do esfenoide e dos maxilares.

O ar inalado ganha, em seguida, a rinofaringe, antes de mudar de direção entre a orofaringe e a hipofaringe. Nesta altura, o ar que circulava atrás, na parte posterior da faringe, deve passar à frente, para chegar à traqueia, situada anteriormente ao esôfago. Evidentemente, isso só é possível se a epiglote estiver aberta, dado que prevista para obturar a traqueia quando da passagem dos alimentos da orofaringe ao esôfago.

Os alimentos são dirigidos, pela língua, da cavidade bucal para a orofaringe. Devem, a seguir, passar para trás, para chegar à hipofaringe e, finalmente, ao esôfago. A epiglote deve, então, se fechar, para evitar os fenômenos de "engasgo".

A faringe é, portanto, uma zona de encontro entre AM e PA.

Realizar diversas inspirações sucessivas pelo nariz, curtas e rápidas, constitui um excelente exercício de estimulação da PA no seu feudo.

Os cânticos tibetanos sagrados, chamados cânticos difônicos, remetem a essa "voz nasal". As vibrações resultantes colocam o corpo inteiro em ressonância, com o objetivo de estimular o cérebro, bem como o conjunto de células do corpo.

Figura 12

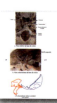

A sincondrose esfeno-occipital é realmente bem definida?

Os músculos pré-vertebrais de PA se inserem sobre o occipital, anteriormente ao forame magno e à articulação atlanto-occipital, o que lhes permite levar a cabeça em flexão anterior, conforme previamente mencionado.

Iremos, agora, debruçar-nos sobre a possível ação de PA sobre a sincondrose esfeno-occipital. Primeiramente, parece-me útil dedicar um pouco mais de precisão sobre esta.

Testut afirma que, na imensa maioria dos casos, o esfenoide e o occipital se soldam entre si muito precocemente, o que pude constatar, por minha própria conta, em inúmeros crânios, colocados à nossa disposição por antropólogos. A única solução para separá-los era recorrer a uma serra. Tal secção deixava

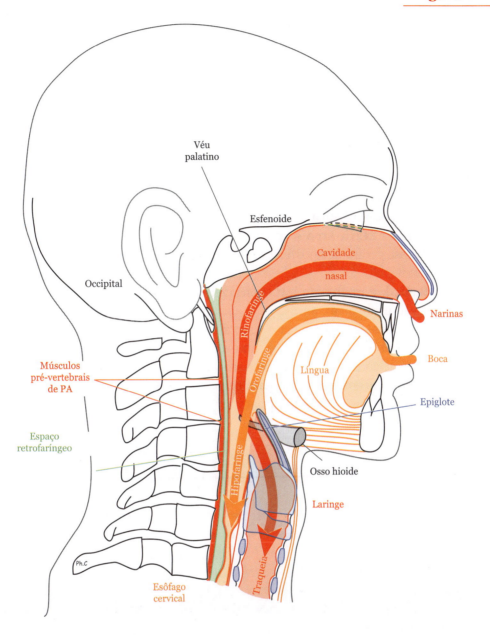

Da rinofaringe à traqueia e da cavidade bucal ao esôfago

entrever pequenas cavidades ósseas, atestando o caráter arbitrário dessa separação. Com efeito, por que serrar neste local, e não em outro, ou seguindo uma orientação distinta?

A observação da junção entre o occipital e o esfenoide, sobre uma vista inferior do crânio, poderia fazer pensar em uma franca separação entre os dois ossos, devido à presença de um sulco, lembrando vagamente uma sutura **(Fig. 12A)**.

O mesmo não ocorre quando de uma vista superior endocraniana, que predisporia a pensar que o occipital se prolonga até os processos clinoides posteriores, logo naquilo que habitualmente se considera parte do esfenoide **(Fig. 12B)**. Em todo caso, há uma continuidade perfeita entre eles.

Certos autores representam, aliás, a sincondrose esfeno-occipital com um occipital "pousado" sobre a parte posterior do esfenoide.

A Figura 12C ilustra o que acabo de evocar: o occipital se prolonga até os processos clinoides posteriores e recobre o corpo do esfenoide posteriormente.

Mas, afinal, é realmente indispensável justificar a presença de uma pseudoarticulação neste local, para que se aceitem os possíveis movimentos descritos pelos osteopatas? Não seria o osso suficientemente elástico para permitir micromovimentos de flexão, extensão ou mesmo torção? Adquiri o hábito, em meus cursos, de comparar a sincondrose esfeno-occipital a uma barra de torção, como as utilizadas em mecânica, para certos veículos. Estas são constituídas de um metal relativamente elástico, para se deixar deformar e retomar, rapidamente, a forma inicial.

Figura 13

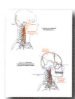

PA é a única capaz de favorecer a extensão da sincodrose esfeno-occipital. Ela se opõe a AM e a PM, que a levam em flexão.

A Figura 13A ilustra o papel de PA na extensão da sincondrose esfeno-occipital.

Os músculos longo, reto anterior e reto lateral da cabeça se inserem sobre o processo basilar do occipital, a face inferior do processo petroso e o processo jugular do occipital. *Todas essas inserções se situam à frente do forame magno e da articulação atlanto-occipital.* Além da flexão da massa cefálica já mencionada, e uma vez que não seja contrariada por AM e/ou PM, PA parece induzir um componente de extensão da sincondrose esfeno-occipital.

Figura 12

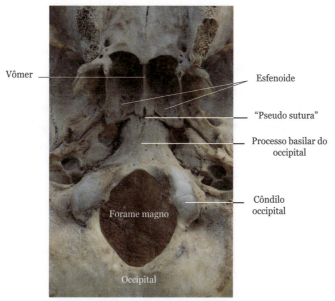

a. Vista inferior da base do crânio

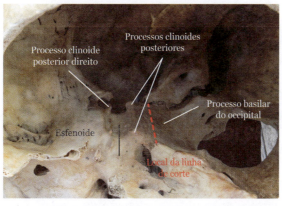

b. Vista endocraniana da base do crânio

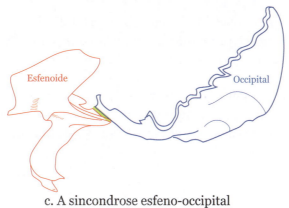

c. A sincondrose esfeno-occipital
perfil esquerdo

A sincondrose esfeno-occipital

A Figura 13B ilustra a influência da extensão da SEO sobre o conjunto dos ossos do crânio.

Os ossos do crânio se articulam entre si tal qual rodas denteadas. A extensão da esfeno-occipital, por PA, poderia induzir uma modificação de suas posições relativas, no sentido daquilo que os osteopatas qualificam como posição em expiração, referindo-se ao "movimento respiratório craniano". Esse posicionamento favorece um grande diâmetro vertical, com uma ascensão da abóbada, que G.D.S. definiu como setor craniano representativo de um potencial PA AP. Essa tendência é reforçada, também, pela ação de AL sobre os ossos temporais, que ela fixa em posição de fechamento, obrigando os parietais a se elevar ainda mais.

Figura 14

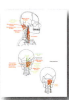

Os músculos suboccipitais dão continuidade, atrás, a esse grupo de músculos sentinelas, que se prolongará na direção caudal.

O reto posterior menor da cabeça se estende do *tubérculo posterior do atlas*, caudalmente, à *linha nucal inferior, em sua parte próxima à linha mediana do crânio*, em cima.

Situa-se posteriormente ao ligamento atlanto-occipital posterior, que se estende do bordo posterior do forame magno ao arco posterior do atlas. Esse ligamento envia fibras, que contornam este arco posterior, em direção à dura mater espinhal (Hafida Izelfanne, 2008).

Classicamente, esses músculos são considerados *extensores da cabeça*.

O reto posterior maior da cabeça se estende do *ápice do processo espinhoso do áxis à linha nucal inferior*, lateralmente ao precedente.

São atribuídas a esses músculos a extensão da cabeça e a rotação homolateral.

O músculo oblíquo superior da cabeça se estende do *ápice do processo transverso do atlas ao occipital, lateralmente, ao músculo precedente*.

Estes dois músculos seriam unicamente *extensores da cabeça e inclinariam-na homolateralmente*.

O músculo oblíquo inferior da cabeça se estende da *face lateral do processo espinhoso do áxis à parte posterior e inferior do processo transverso do atlas*.

O oblíquo inferior da cabeça é, em geral, considerado *rotador homolateral da cabeça*.

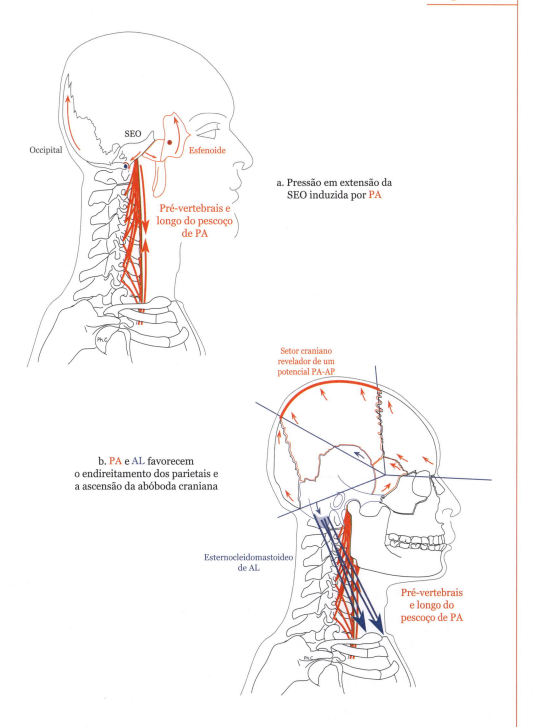

Ação de PA sobre a SEO e o posicionamento dos ossos do crânio

Todos eles se situam no plano profundo e são recobertos pelo semiespinal da cabeça, de PM, e, mais superficialmente, pelo trapézio descendente, de PL.

O reto posterior maior e os dois oblíquos definem um triângulo que dá passagem ao nervo suboccipital, bem como ao ramo posterior da artéria vertebral.

O nervo occipital maior contorna, por baixo, o músculo oblíquo inferior e segue em direção à região occipital superior, posteriormente a estes músculos, para formar o nervo de Arnold. Ao longo desse trajeto, ele perfura o corpo muscular do semiespinal da cabeça de PM, assim como do trapézio descendente de PL, o que pode originar *cefaleias do tipo Arnold*.

Figura 15

Sendo indiscutíveis as ações classicamente atribuídas aos suboccipitais, a partir de um ponto fixo embaixo, não seria cabível vislumbrar outras possíveis ações, no caso de um ponto fixo superior?

Retornaremos à ação desses músculos e, para tanto, será preciso, mais uma vez, reforçar a noção de ponto fixo. Para desenvolver essa proposição, devemos ressignificar sua ação, na sinergia com os músculos pré-vertebrais já ilustrados.

Os músculos das cadeias posteroanteriores, bem como os das cadeias posterolaterais, devem, supostamente, tomar ponto fixo em cima. Entretanto, para que isso seja possível, é necessário que outros músculos ou outras cadeias, que tomam ponto fixo embaixo, o viabilizem.

São os pré-vertebrais, primeiros músculos de PA, que, ao trabalharem em corda de arco, apagam a lordose e fletem a cabeça para a frente, permitindo que os suboccipitais se beneficiem de um ponto fixo superior sobre o occipital (Fig. 15A).

Os retos posteriores menores da cabeça são capazes, a partir de um ponto fixo sobre o occipital, *de puxar o atlas posteriormente, opondo-se, portanto, ao longo do pescoço, que o leva em flexão anterior*. De certo modo, *eles ajustam a posição de C1 em relação ao occipital*.

Os retos posteriores maiores da cabeça, ainda a partir de um ponto fixo sobre o occipital, *levam o processo espinhoso de C2 para cima e para trás*. Como veremos a seguir, isso permitirá aos músculos multífidos e rotadores (antigamente agrupados sob a denominação de transversários espinhosos) tomar ponto fixo sobre ele e propagar a ação de PA caudalmente.

Os músculos oblíquos superiores de cabeça têm uma direção mais ou menos similar à do reto posterior menor da cabeça. Ao assumir ponto fixo sobre o occipital, levam o processo transverso de C1 para cima e para trás, reforçando sua ação.

Figura 14

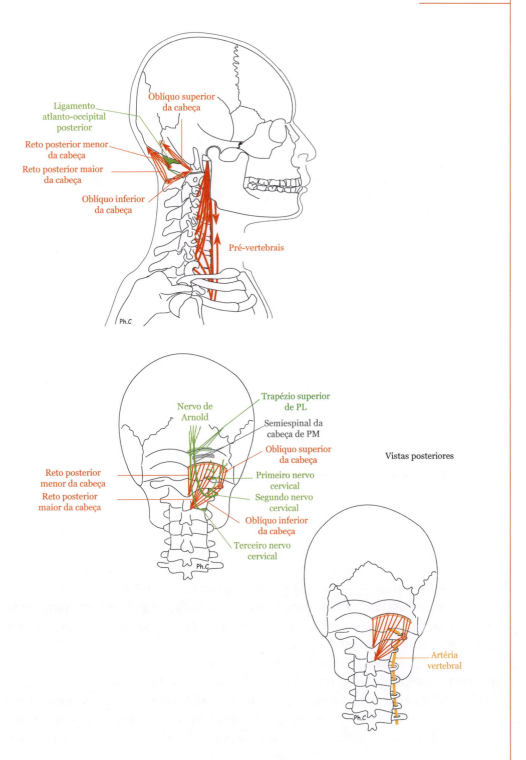

Vistas posteriores

Os músculos suboccipitais

Os músculos oblíquos inferiores da cabeça têm uma orientação de fibras que se aproxima da horizontal, o que lhes confere a tendência preferencial a trabalhar em corda de arco (Fig. 15B). A partir dessa hipótese, fazem avançar C2 sob C1, que fazem recuar, o que tem como efeito a aproximação da superfície articular do processo odontoide do arco anterior do atlas. Consideramo-nos, então, verdadeiros ligamentos ativos da articulação atlanto-odontoide.

Figura 16

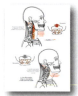

PA deve também se harmonizar com PM, para um controle equilibrado do porte da cabeça.

Os músculos epaxiais (paravertebrais) de PM prolongam-se até os processos transversos das quatro últimas vértebras cervicais, pelo músculo iliocostal cervical. Foi detalhada, no tomo dedicado ao estudo das cadeias posteriores e medianas, sua função na passagem para a posição vertical, além de sua manutenção, sendo estas cadeias responsáveis por frear o desequilíbrio natural do corpo para a frente.

Tais cadeias se prolongam até o crânio via músculos semiespinal e longuíssimo da cabeça, que estão em situação privilegiada para contrariar a posição "em falso" do crânio sobre a coluna cervical. Ainda assim, porém, é preciso que não se excedam, para permitirem a PA erigir a coluna cervicotorácica, que é seu feudo.

Philippe Souchard qualificava o semiespinal como o *"único amigo que possuímos na cadeia posterior"*. Se observarmos atentamente o esquema desta figura, notamos que as fibras mais oblíquas dos músculos semiespinais não se opõem à ação dos pré-vertebrais e seriam, inclusive, capazes de ir no mesmo sentido, *favorecendo o recuo das quatro últimas vértebras cervicais,* desde que se utilizem, é claro, de um ponto fixo occipital (Fig. 16A-1). Não se pode, todavia, atribuir a ação de ereção da coluna cervicotorácica à totalidade das fibras desses músculos. Por sinal, a clínica nos revela, mais frequentemente, o inverso, isto é, sua implicação no achatamento dessa coluna, sobretudo na porção compreendida entre o occipital e a quarta cervical.

A Figura 18B ilustra o caso de uma PM excessiva, que flexiona o crânio posteriormente, obrigando os suboccipitais a tomar ponto fixo embaixo e tornar-se, igualmente, extensores da cabeça. Nesse quadro, a extensão da cabeça obriga C1 a deslizar para a frente, o que, evidentemente, estimula os músculos retos menores da cabeça e oblíquos superiores da cabeça, *que invertem seu ponto fixo.*

A PM deve, por conseguinte, fazer-se discreta nesta região, que é feudo de PA, a fim de deixá-la expressar-se.

Figura 15

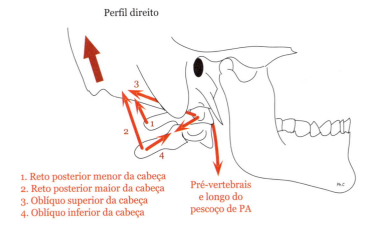

1. Reto posterior menor da cabeça
2. Reto posterior maior da cabeça
3. Oblíquo superior da cabeça
4. Oblíquo inferior da cabeça

Pré-vertebrais e longo do pescoço de PA

Perfil direito

a. Os suboccipitais ponto fixo em cima

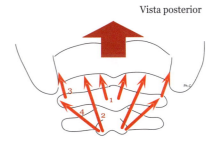

Vista posterior

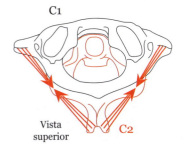

Vista superior

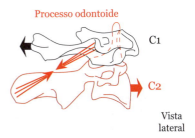

Processo odontoide

Vista lateral

b. Os oblíquos inferiores da cabeça
ligamentos ativos da articulação atlanto-odontoide

Ações dos músculos suboccipitais

Tal controle recíproco se dá desde muito cedo, no bebê, para o qual é desejável a instalação de PA antes de PM. Dessa ótica, aconselha-se não favorecer a posição de repouso em decúbito ventral muito precocemente. Ao bascular a cabeça para trás, a criança estimula permanentemente a PM – no caso, os músculos semiespinais e longuíssimo da cabeça –, contra os quais PA não é capaz de lutar.

Figura 16

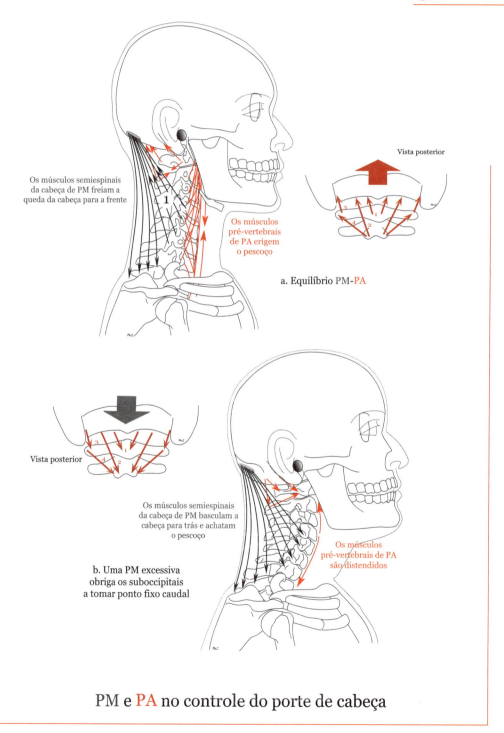

PM e PA no controle do porte de cabeça

Figura 17

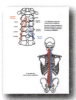

É a partir de C2 que aparecem os músculos rotadores e multífidos (transversários espinhosos[1]), que prolongam esse grupo de músculos sentinelas do eixo vertical de PA.

Tais músculos são os mais profundos dos músculos das goteiras vertebrais. Constituem-se de diversos grupos de feixes, em contato com a coluna vertebral, do áxis até o sacro.

H. Rouvière e A. Delmas propõem duas versões: a de Trolard e a de Winckler (Fig. 17A).

Para Trolard, cada grupo se origina do processo transverso de uma mesma vértebra, para então se dividir em quatro feixes distintos, que vão se fixar sobre quatro vértebras subjacentes: curto lamelar, longo lamelar, curto espinal e longo espinal.

- O curto lamelar une a parte lateral do bordo inferior da lâmina da vértebra subjacente.
- O longo lamelar une a parte medial do bordo inferior da lâmina da segunda vértebra subjacente.
- O curto espinal se fixa sobre a base do processo espinhoso da terceira vértebra subjacente.
- O longo espinal se insere no ápice do processo espinhoso da quarta vértebra subjacente.

Na nova nomenclatura, os feixes curto e longo lamelares receberam a denominação de músculos rotadores, enquanto os feixes curto e longo espinais tornaram-se os multífidos.

Para Winckler, os quatro feixes de cada grupo se originam entre a lâmina (curto e longo lamelares) e o processo espinhoso (curto e longo espinhoso) de uma mesma vértebra. Eles se inserem sobre o processo transverso das quatro ou cinco vértebras subjacentes.

Essas duas propostas não são absolutamente contraditórias, de fato: uma vez que todos os feixes estão posicionados, obtém-se a mesma imagem em vigas, com as pontas orientadas para cima (Fig. 17B).

Optaremos preferencialmente, contudo, pela teoria de Winckler, uma vez que nosso encaminhamento na PA nos conduziu à altura de C2, sobre a qual encontraremos a inserção de quatro feixes, da lâmina ao ápice do processo espinhoso.

Do ponto de vista de sua ação, esses músculos são, classicamente, associados aos epaxiais de PM, em uma ação comum. Podemos ler em Testut e Latarjet: *"Os músculos espinais, ou músculos das goteiras, são essencialmente extenso-*

---

1 N.T.: Embora a nomenclatura anatômica atualizada tenha dividido os transversários espinhosos em rotadores e multífidos, o autor opta deliberadamente por manter, em determinadas passagens, a antiga designação, por razões funcionais. Sendo assim, a tradução respeita essa opção, sempre que a substituição pela nova denominação possa comprometer o sentido da descrição. O mesmo se aplica à subdivisão dos diferentes feixes em curto e longo lamelares e curto e longo espinais.

res da coluna vertebral. Ao se contraírem, eles invertem a coluna para trás, ou endireitam-na, caso esteja flexionada. Por sua elasticidade e tonicidade, eles lutam contra o peso das vísceras, que tende a inclinar o tronco à frente. Podemos dizer que se tratam dos músculos da estação bípede. Por isso, o homem, entre todos os mamíferos, é aquele que apresenta tais músculos com o mais alto grau de desenvolvimento".

Reconhecemos nos feixes curtos, justamente denominados rotadores, um componente de *rotação contralateral*, a partir de um ponto fixo inferior sobre os processos transversos das vértebras subjacentes.

Figura 18

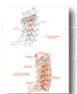

Ação dos músculos na sinergia com os músculos pré-vertebrais, ou seja, a partir de um ponto fixo em cima.

O longo do pescoço e os pré-vertebrais flexionam anteriormente a cabeça e apagam a lordose da coluna cervical (1), dando ponto fixo em cima aos músculos suboccipitais (2), que, por sua vez, ao levarem o atlas e o áxis em direção ao occipital, darão ponto fixo em cima aos músculos rotadores e multífidos (3).

A Figura 18A mostra claramente a orientação dos diferentes feixes desses músculos em relação às interlinhas articulares intervertebrais, que eles cruzam em ângulo reto. Podemos, portanto, considerá-los *autênticos ligamentos ativos dessas articulações, parecendo perfeitamente capazes de trabalhar para sua coaptação*. Isso se aplica para todos os feixes.

A Figura 18B ilustra a participação dos feixes curtos e longos lamelares dos rotadores na *diminuição da lordose*. Reencontramos, aqui, os músculos retos posteriores menor e maior da cabeça, que, a partir de um ponto fixo sobre o occipital, levam C1 e, sobretudo, C2 para cima e para trás. De fato, a direção de suas fibras vai no sentido do recuo da vértebra de baixo relativamente à de cima, o que se reproduz, evidentemente, a cada nível intervertebral. O mesmo não pode ser dito dos multífidos, particularmente os longos espinais, que, pela direção de suas fibras, pareceria *favorecer preferencialmente a lordose*.

Figura 19

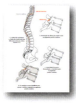

No segmento proclive superior, os músculos rotadores e multífidos têm uma orientação inteiramente distinta, devido ao posicionamento diverso dos processos transversos em relação aos processos espinhosos das vértebras torácicas.

A Figura 19A retoma uma imagem do tomo consagrado às noções básicas, que representa o posicionamento da *linha das transversas* em relação à *linha*

Figura 17

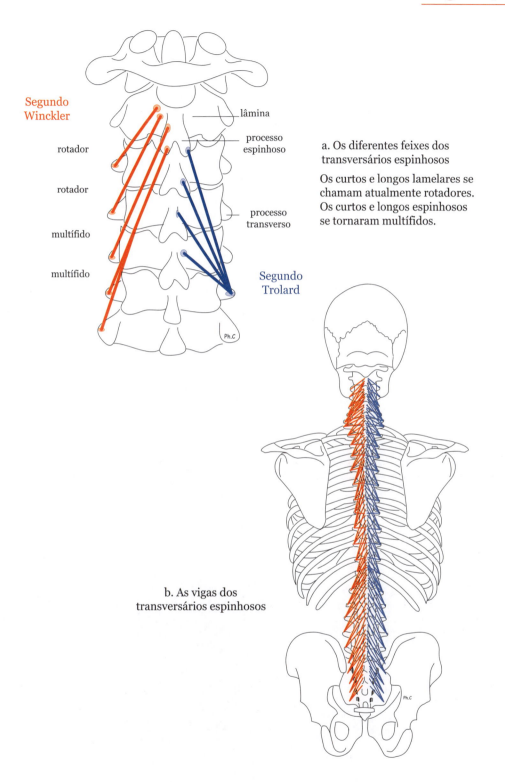

Segundo Winckler

rotador
rotador
multífido
multífido

lâmina
processo espinhoso
processo transverso

Segundo Trolard

a. Os diferentes feixes dos transversários espinhosos

Os curtos e longos lamelares se chamam atualmente rotadores. Os curtos e longos espinhosos se tornaram multífidos.

b. As vigas dos transversários espinhosos

Os músculos rotadores e multífidos

Figura 18

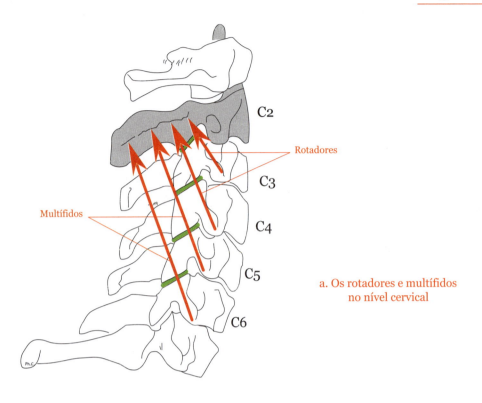

a. Os rotadores e multífidos no nível cervical

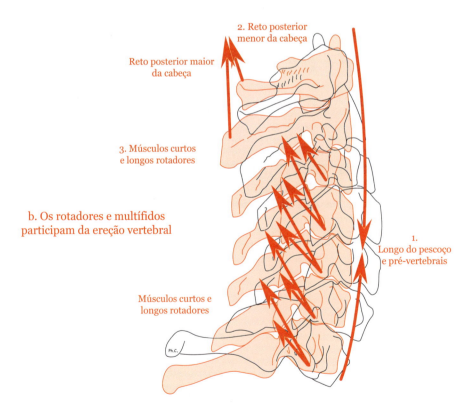

b. Os rotadores e multífidos participam da ereção vertebral

Os músculos rotadores e multífidos no nível cervical

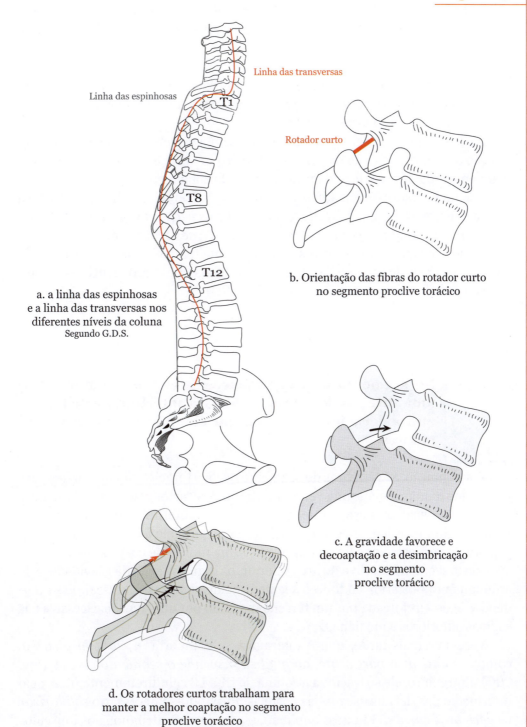

Figura 19

Linha das transversas
Linha das espinhosas
T1
T8
T12
Rotador curto

a. a linha das espinhosas e a linha das transversas nos diferentes níveis da coluna
Segundo G.D.S.

b. Orientação das fibras do rotador curto no segmento proclive torácico

c. A gravidade favorece e decoaptação e a desimbricação no segmento proclive torácico

d. Os rotadores curtos trabalham para manter a melhor coaptação no segmento proclive torácico

Os músculos rotadores no nível torácico

Cadeias posteroanteriores e anteroposteriores   49

das espinhosas, nos diferentes níveis da coluna vertebral. Vemos nitidamente que, na região torácica, a *linha que une os ápices dos processos transversos migra fortemente para trás, ao ponto de,* em certos trechos, *quase sobrepor-se à que une o ápice dos processos espinhosos.*

Isso modificará consideravelmente a orientação dos feixes dos músculos rotadores e, mais especificamente, dos curtos rotadores. Enquanto, na região cervical, eles estavam orientados para cima e para trás, aqui estão orientados *para cima e para a frente* (Fig. 19B).

Ao passo que, na região cervical, eles fazem a vértebra de baixo recuar em relação à de cima, aqui, ao contrário, eles a fazem avançar. Uma vez que trabalham em corda de arco, fazem também que a de cima recue.

Estamos, neste caso, em um segmento proclive, ou seja, inclinado para cima e para a frente. Nele, *a gravidade tende a levar as vértebras de cima em flexão sobre as de baixo, favorecendo a decoaptação e a desimbricação* (Fig. 19C).

A nova orientação dos curtos rotadores, que tendem a fazer a vértebra de baixo avançar e a de cima recuar, torna-os perfeitos **ligamentos ativos**, sobretudo ao trabalharem em corda de arco (Fig. 19D).

Figura 20

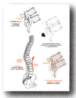

No segmento declive torácico, os curtos rotadores têm uma direção de fibras paralela à interlinha articular, o que poderia levar a pensar que eles não mais sejam coaptadores.

Por definição, as vértebras do segmento declive torácico são inclinadas para trás, o que modifica mais uma vez a orientação dos curtos rotadores. Enquanto, na região cervical, eles estavam perpendiculares à interlinha articular, no segmento declive torácico, os curtos rotadores estão paralelo à interlinha articular, e quase na vertical, o que torna improvável uma função de coaptadores.

Neste segmento declive do arco inferior, o risco, sob ação da gravidade, é de afundamento posterior de todo o segmento e de compressão discal. Essa tendência, aliás, é reforçada por um terreno marcado por uma tensão excessiva nas cadeias anteriores e medianas.

Veremos, mais tarde, que o diafragma se comporta, *a cada inspiração, como um autêntico parapente, ao qual se suspende o segmento declive* (Fig. 20C). Entretanto, ele só traciona a coluna de L1 a L3 e, indiretamente, T12, pelo intermédio das décimas segundas costelas, tornando-se necessário *solidarizar as vértebras entre si*. Em nossa opinião, essa é a tarefa atribuída aos músculos rotadores e multífidos. A Figura 20C ilustra meu ponto de vista, associando os músculos rotadores curtos e longos, do segmento declive inferior, à ação dos pilares do diafragma.

A Figura 20D focaliza os feixes rotadores curtos.

O papel dos multífidos será detalhado na figura seguinte.

Figura 20

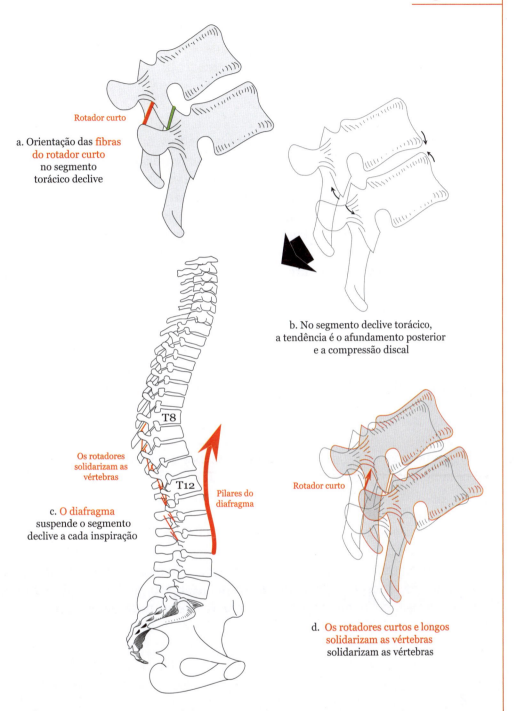

a. Orientação das fibras do rotador curto no segmento torácico declive

b. No segmento declive torácico, a tendência é o afundamento posterior e a compressão discal

c. O diafragma suspende o segmento declive a cada inspiração

d. Os rotadores curtos e longos solidarizam as vértebras solidarizam as vértebras

Os rotadores curtos no segmento declive torácico

Figura 21

Estudaremos, agora, o papel dos feixes curtos e longos dos multífidos, reagrupados sob a denominação geral de multífidos, na região torácica.

Como os rotadores, os multífidos recobrem o fundo das goteiras vertebrais, mas passam em ponte sobre três ou quatro vértebras, ou mesmo cinco, segundo Winckler. Por essa disposição, opõem-se diretamente à flexão anterior das vértebras, umas em relação às outras. Godelieve Denys-Struyf considerava-os uma verdadeira **defesa convexitária da cifose torácica**.

No que lhes diz respeito, nem mesmo seria mais necessário vislumbrar um ponto fixo em cima ou embaixo. De fato, quer assumam um ponto fixo em cima, embaixo, quer trabalhem em corda de arco, eles mantêm o ápice da cifose torácica em uma autêntica rede e se comportam como uma "defesa convexitária" (termo estabelecido pelo dr. Samuel). Eles se opõem à cifose, atuando como verdadeiros ligamentos ativos, permanecendo os guardiões da melhor coaptação.

No entanto, é interessante considerar a possibilidade de um ponto fixo em cima, no contexto da sinergia no seio deste grupo de músculos sentinelas de PA, pois essa condição os faz atores de *um sistema de tensegridade, que permite à coluna aliviar-se do efeito da gravidade, suspendendo suas vértebras a esses músculos desde a segunda cervical*. A PA se opõe, desse modo, às cadeias anteromedianas e posteromedianas, que, embora desempenhem um importante papel na posição ortostática, tendem fortemente a achatar a coluna. Tudo isso somente é possível em um contexto no qual o equilíbrio de tensão ganha da força, que, frequentemente, conduz ao excesso.

Em relação a AM, que ancora, e a PM, que nos permite passar à posição vertical e contraria o desequilíbrio anterior natural do corpo, **PA cumpre, então, a função de cadeia antigravitária**.

Os músculos sentinelas são, muitas vezes, *vítimas de um excesso de cifose*, induzida pelas tensões excessivas nas cadeias anteromedianas, espasmando-se em defesa, ao ponto de um bloqueio vertebral para evitar uma entorse ligamentar.

Figura 21

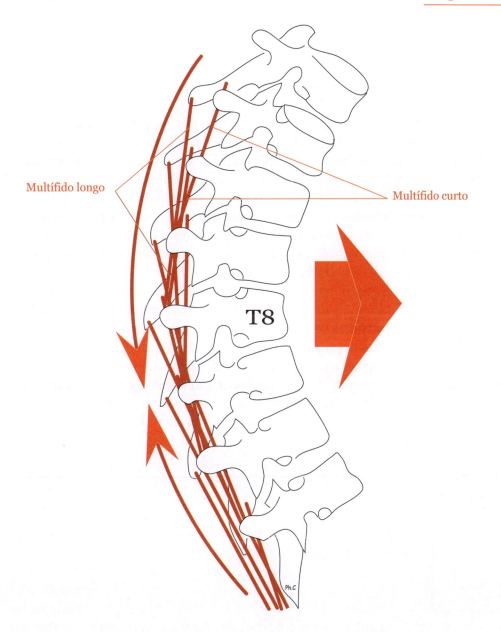

No nível torácico, os multífidos agem
como uma verdadeira defesa convexitária da cifose

Segundo G.D.S.

Figura 22

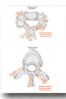

Os rotadores curtos merecem sua designação de músculos rotadores, por serem capazes de rodar as vértebras umas em relação às outras.

Agindo unilateralmente, os rotadores curtos e, em menor grau, os longos são, como seu nome indica, *rotadores das vértebras umas em relação às outras*. Alguns autores lhes atribuem o papel principal nas rotações ativas do tronco. Não compartilhamos dessa opinião, preferindo, segundo Godelieve Denys-Struyf, considerá-los ligamentos ativos, verdadeiras sentinelas das articulações intervertebrais posteriores. Pensamos que eles são mais dedicados ao controle dos movimentos de rotação contralateral da coluna, cabendo aos grandes músculos pluriarticulares a função de reais motores, principalmente os latíssimos do dorso e os oblíquos do abdome.

Não se trata de questionar a ação que lhes é atribuída, mas acreditamos que eles trabalhem muito mais de forma segmentar, para **garantir um máximo de coaptação, em todos os movimentos da coluna vertebral.**

Os grandes músculos pluriarticulares, das cadeias AM, PM, AL e PL, favorecem a *disjunção articular* no nível intervertebral, colocando em risco o sistema ligamentar. *Os transversários espinhosos, que são seus guardiões, entram em ação, neste momento, para aferrolhar essas articulações, aliviando os ligamentos estirados*. Essa é, em nossa opinião, a fisiopatologia do famoso "bloqueio osteopático".

Figura 23

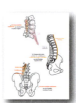

O que acontece com os rotadores (transversários espinhosos) na região lombar?

Segundo certos autores, como o professor Samuel, os rotadores curtos não existiriam mais na região lombar.

A Figura 23A representa-os de perfil: nota-se, claramente, que a orientação de suas fibras não lhes permite participar da delordose lombar. Eles seriam até mesmo lordosantes.

A Figura 23B permite retornar ao tema das linhas da coluna vertebral, evidenciadas por Godelieve Denys-Struyf, sobre uma coluna previamente preparada por ela, no sentido de posicionar todas as articulações posteriores no melhor estado de coaptação possível (Campignion, 2003, p. 85-105).

Na região lombar, é surpreendente constatar que a linha que une o ápice dos processos espinhosos é retilínea, fazendo pensar em uma delordose, enquanto aquela que tangencia a parte anterior dos corpos vertebrais perma-

Figura 22

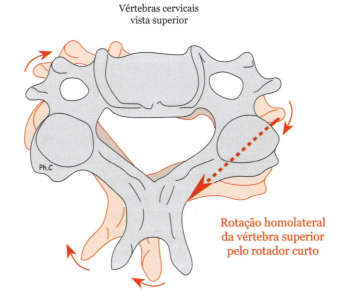

Vértebras cervicais
vista superior

Rotação homolateral
da vértebra superior
pelo rotador curto

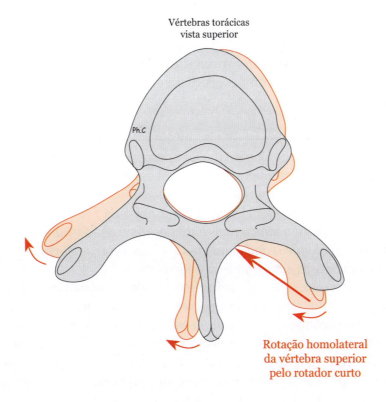

Vértebras torácicas
vista superior

Rotação homolateral
da vértebra superior
pelo rotador curto

Rotação das vértebras pelos rotadores curtos

nece em lordose. Não seria essa lordose inevitável, ou até indispensável? Pensamos que sim, nem que seja para aliviar os discos intervertebrais das cargas a que são submetidos, pelo sistema de pinça descompressiva, descrito por R. Sohier.

De qualquer modo, os transversários espinhosos não estão mais em melhor posição para limitar essa lordose, cujos guardiões são os psoas de AP. Detalharemos, mais adiante, de que forma o músculo transverso do abdome de PA pode contrariar os pilares do diafragma que, ao associar-se aos psoas, favorecem a hiperlordose.

Lembremo-nos, finalmente, de que *a lordose é necessária para a adaptabilidade de nossa coluna vertebral*, o que nos leva a afirmar que, contrariamente às antigas crenças, ela nem sempre é nossa inimiga. Ao contrário, é frequentemente imperativo reinstalá-la, porém *no lugar certo*, é claro.

A Figura 23C mostra esses mesmos transversários espinhosos no plano frontal. Cabe recordar que, na região lombar, as interlinhas articulares se orientam no plano sagital. Os transversários espinhosos cruzam, portanto, tais interlinhas, permitindo-lhes funcionar como ligamentos ativos, participando da manutenção da melhor coaptação possível.

Figura 24

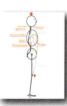

O papel dos diversos músculos, que acabamos de descrever, no mecanismo de ereção vertebral reflexa.

Françoise Mézières dizia: "*Não existe bom pescoço sem quadríceps*". Godelieve Denys-Struyf estava totalmente de acordo com essa afirmação, dado que considerava o quadríceps o deflagrador do autocrescimento (1).

Ao empurrar o chão, o quadríceps inicia a ação de PA no pescoço, mas é preciso que o joelho esteja suficientemente desaferrolhado para permitir o empurrão. De fato, o bloqueio do joelho em recurvatum transforma o empurrão vertical do quadríceps em propulsão anterior.

Na região cervical, os músculos longo do pescoço e pré-vertebrais (2), por um lado, *fletem ligeiramente a cabeça e orientam seu ápice para o zênite*, e, por outro, *erigem a coluna cervical, apagando a lordose*.

Os suboccipitais (3) assumem o posto na região posterior. Estimulados pela elevação do occipital, que lhes oferece um ponto fixo em cima, *ajustam a posição de C1 e de C2 em relação ao occipital*, opondo-se ao componente de flexão anterior, gerado pelo longo do pescoço e pré-vertebrais, sobre estas duas vértebras.

Além disso, levam o processo espinhoso de C2 para cima, dando um ponto fixo superior aos transversários espinhosos, que aparecem a partir de C2.

Os transversários espinhosos, então, dão continuidade a partir da segunda vértebra cervical. Sua ação reforça a do longo do pescoço e pré-vertebrais, sem os quais eles dificilmente seriam capazes de assegurar a ereção da coluna cervi-

Figura 23

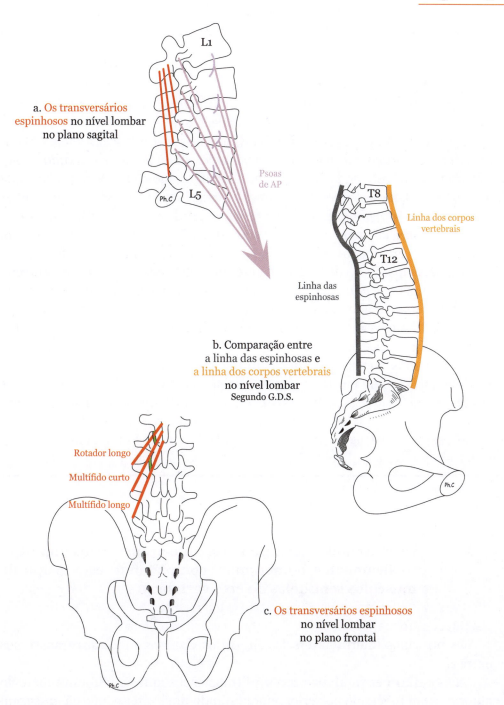

Os transversários espinhosos no nível lombar
Segundo G.D.S.

cotorácica. Na região cervical, eles *levam as vértebras de baixo para trás (4) e seguem a mesma linha de força dos* suboccipitais.

Na altura do segmento proclive torácico de T1 a T8 (5), eles levam, ao contrário, as vértebras de baixo para a frente, relativamente às de cima, o que responde perfeitamente, conforme mencionado, ao seu papel de coaptadores das articulações intervertebrais.

Penso que os feixes multífidos *estão em melhor posição para opor-se à cifose e,* desse modo, *participar da ereção vertebral.*

Na altura do segmento declive (6), *eles são ainda coaptadores e contrariam o afundamento posterior, mas sob a condição de que o diafragma, autêntico parapente na inspiração, lhes "dê uma mãozinha".* São os pilares do diafragma (6') que asseguram essa função a cada inspiração. Para desempenhar essa tarefa, *tomam ponto fixo sobre* a fáscia visceral endotorácica, *que se beneficia, por sua vez, de um ponto fixo em suas inserções superiores sobre a coluna, de C7 a T4, previamente erigida pelos músculos precedentes.*

Tal participação do diafragma na ereção vertebral *exige uma manutenção de suas fibras musculares periféricas em posição vertical,* garantida pelo músculo transverso do abdome (6"), que *controla a pressão intra-abdominal na inspiração.* Tudo isso será detalhado no próximo capítulo, dedicado aos músculos "respiradores e pressores".

Poderíamos nos surpreender pelo fato de G.D.S. ter representado a PA sem membros, como mostra a Figura 2 da página 15. Eu não sou o único a me ver tentado a incluir, ao menos, o quadríceps na PA e, por que não, os extensores dos dedos, o que os tornaria músculos mistos de PA e de AP. Afinal, não é este o caso do diafragma, que, segundo G.D.S., é parte fundamental das duas cadeias?

Figura 25

Os músculos interespinhais e intertransversais duplicam os ligamentos homônimos, completando este grupo de músculos sentinelas do eixo vertebral.

Os músculos intertransversais religam os diversos processos transversos entre si.

Na região cervical, os processos transversos apresentam um tubérculo anterior e um tubérculo posterior, emoldurando uma goteira, que dá passagem aos nervos raquidianos. São igualmente perfurados por um orifício, pelo qual se insinua a artéria vertebral.

Os intertransversais apresentam dois feixes: um anterior e outro posterior, entre os quais emerge o nervo raquidiano.

Na região torácica, há somente um único feixe, que se estende do ápice de um processo transverso ao outro.

Figura 24

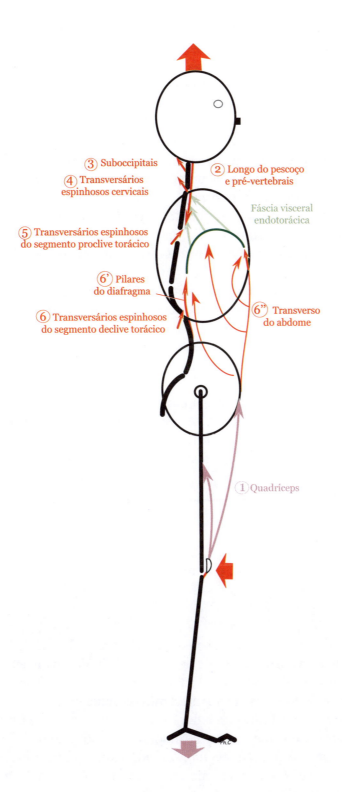

O autocrescimento reflexo
Segundo G.D.S.

Na região lombar, encontramos dois feixes:
- um lateral, que se estende do bordo inferior do processo transverso de uma vértebra ao bordo superior e ao ápice do processo transverso da vértebra de baixo;
- outro medial, mais delgado, estendendo-se de um tubérculo mamilar a outro.

Unilateralmente, eles inclinam a coluna no sentido homolateral. Poderíamos observar o problema pelo lado inverso e, partindo do princípio de que os consideramos, antes de mais nada, ligamentos ativos, dizer que eles *se opõem* às forças *de inclinação lateral da coluna.*

Testut afirma que, numa ação bilateral, eles *tendem a transformar a coluna vertebral em uma coluna rígida.* Isso confirma sua função de **ligamentos ativos, verdadeiras sentinelas do eixo raquidiano,** descrita por G.D.S.

Os músculos interespinhais **duplicam, lateralmente, os ligamentos interespinhais**. Dispõem-se por pares estendidos de um processo espinhoso ao próximo.

Evidentemente, aproximam os processos espinhosos entre si. Entretanto, preferimos dizer que *se opõem ao seu afastamento, como autênticos ligamentos ativos.*

São descritos como muito variáveis em sua consistência, podendo estar reduzidos a meras lâminas tendinosas. Acreditamos que isso pode ser consequência das tensões às quais eles são obrigados, por vezes, a resistir, particularmente em indivíduos extremamente cifosados.

Figura 26

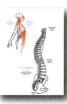

Relação entre a linha de força anteroposterior de Littlejohn, na osteopatia, e a ativação das cadeias posteroanteriores de G.D.S.

Littlejohn, um dos precursores da osteopatia, descreveu linhas de força que ele qualificou como gravitárias. A partir de 1976, G.D.S. desenvolveu e defendeu, na Escola Europeia de Osteopatia de Maidstone, uma hipótese de compreensão dessas linhas, com base na biomecânica da cadeia PA AP.

Vamos detalhar, aqui, a linha dita anteroposterior, que deve sua designação ao fato de *unir a parte anterior do forame magno, superior e anteriormente, à ponta do cóccix, inferior e posteriormente.* É, ainda, estipulado que ela *cruza os corpos da décima primeira e décima segunda vértebras torácicas, bem como a junção posterior da quarta e quinta lombares.*

Ele atribui a tal linha as seguintes funções: *"Ela unifica a coluna inteira em um mecanismo articulado. A 11ª e 12ª vértebras torácicas formam o suporte anterior superior do corpo e são o ponto de resistência mecânica contra a perda dos arcos da coluna vertebral".*

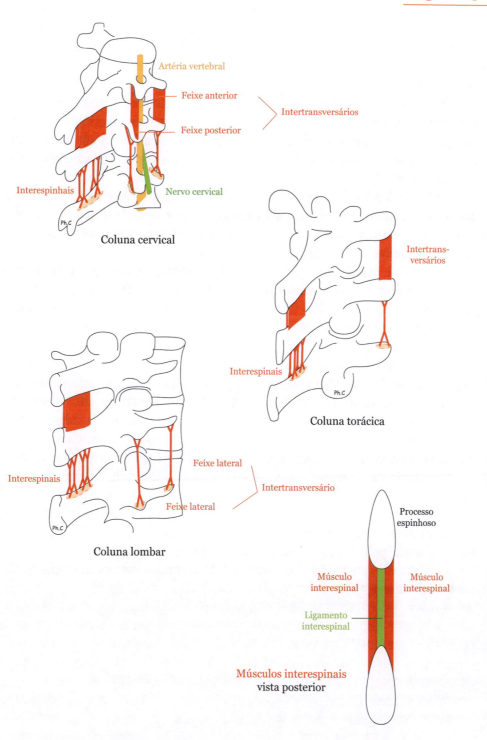

Os músculos intertransversários e interespinhais
Segundo Robert Depreux

O que surpreende, à primeira vista, é que uma linha de gravidade não seja vertical (pelo menos ao olho humano). Não se trataria, na verdade, de uma linha de força antigravitária, ou seja, uma linha virtual, ao longo da qual o corpo se orientaria para contrariar a gravidade? Em todo caso, era isso que pensava Godelieve Denys-Struyf, que preferiu rebatizá-la de linha de força antigravitária.

Quando Littlejohn nos diz que ela reagrupa a coluna vertebral em um todo unificado, do atlas ao cóccix, isso não se aplicaria mais precisamente aos músculos sentinelas de PA, que se conduzem como verdadeiros ligamentos ativos das articulações intervertebrais e participam da ereção do eixo raquidiano?

Os músculos longo do pescoço, pré-vertebrais e suboccipitais são, de certo modo, as locomotivas que iniciam a ação, enquanto os músculos transversários espinhosos, intertransversais e interespinhais solidarizam as vértebras como se fossem os vagões enganchados.

Quando ele diz que "T11 e T12 formam o suporte anterior superior do corpo e são o mais importante ponto de resistência mecânica contra a perda dos arcos da coluna vertebral", não posso deixar de pensar no professor Delmas, que qualificava T12 como a *vértebra do diafragma*. Isso pode parecer surpreendente, dado que o diafragma não se insere sobre T12, mas não seria essa vértebra dotada de pequenas asas, as décimas segundas costelas, bastante implicadas pela primeira arcada desse músculo?

Nossa opinião tenderia, portanto, no sentido de atribuir tal função, de suporte anterior e superior do corpo, ao diafragma.

Com efeito, graças aos transversários espinhosos, que solidarizam as vértebras nesta área, ele é capaz de endireitar todo o segmento declive inferior da coluna, a cada inspiração, tal um parapente, freando a queda para trás na expiração.

Para concluir essa comparação, precisemos que a ativação dos músculos de PA, no momento da inspiração, leva o corpo numa direção que bem poderia ser materializada pela linha antigravitária anteroposterior. Retornaremos a esse tema mais tarde, pois ainda nos faltam determinados elementos para estabelecer tal hipótese.

Figura 26

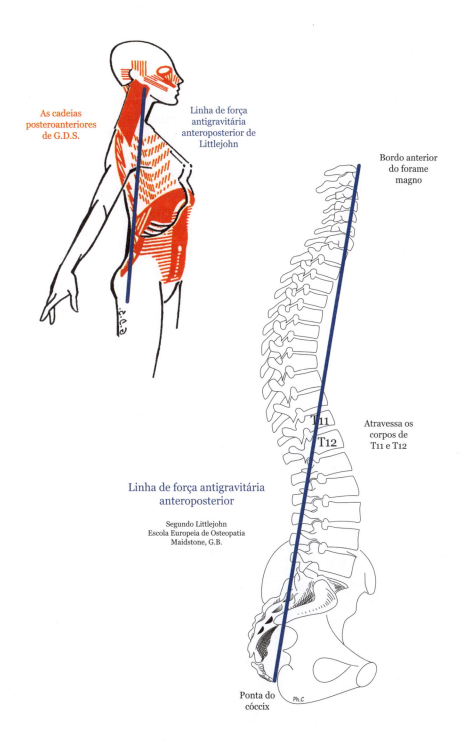

**A linha de força anteroposterior de Littlejohn
e as cadeias posteroanteriores de G.D.S.**

Figura 27

Uma PA que enrijece se instala, principalmente, na parte alta do tronco, na região de seu feudo cervical.

Ela não mais permite que a AP lordosante retome seu espaço na expiração, fixando a coluna cervicotorácica em retificação, que pode até mesmo se transformar progressivamente em inversão de curva centrada sobre C4-C5.

Notemos, aliás, *a posição alta e bastante recuada do osso hioide*, índice que permite diferenciar esse caso de uma inversão de curva AM, em que ele estaria subluxado caudal e anteriormente, pelos músculos hioideos.

A radiografia desta figura ilustra perfeitamente um caso de PA fixada. Encontramos tamanha rigidez, ou mesmo inversão de curva, em **colunas traumáticas**, após um *"whiplash"*, mais comumente chamado de *"chicote"*. De fato, ao contrário de certas regiões do corpo, que se protegem das agressões fechando-se sobre si próprias, é preciso lembrar que a coluna vertebral o faz adotando uma retificação, certamente para diminuir o apoio das vértebras umas sobre as outras.

Paradoxalmente, tais colunas são bastante instáveis e apresentam dores frequentes, mesmo hérnias discais posteriores, quando a inversão é muito expressiva.

Figura 27

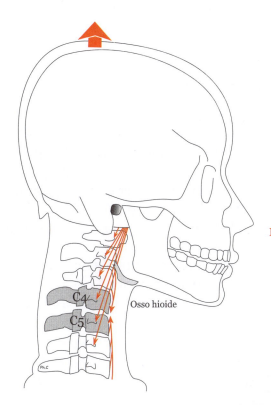

Marca resultante de uma atividade excessiva e permanente de PA

Osso hioide

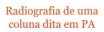

Radiografia de uma coluna dita em PA

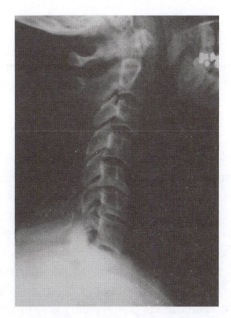

Marcas de uma PA fixada no nível cervical

Cadeias **posteroanteriores** e anteroposteriores

O grupo dos músculos respiradores e pressores

Os músculos deste grupo se vinculam intimamente aos do precedente, que fornecem os pontos fixos necessários para que o diafragma exerça sua função de ator principal da inspiração. Pode-se afirmar que *a qualidade da respiração depende das capacidades de autocrescimento reflexo.*

Apresentaremos os músculos constituintes deste grupo, como elementos de cenário imprescindíveis a uma bem-sucedida entrada em cena do diafragma. Detalharemos os seguintes:

- Os músculos levantadores das costelas, complementares do longuíssimo do tórax de PM no posicionamento dos arcos costais.
- Os intercostais externos, que solidarizam a caixa torácica e controlam a pressão intratorácica.
- O transverso do abdome, que controla a pressão intra-abdominal.
- O transverso do tórax, que controla a abertura anterior do tórax.
- O diafragma, em suas relações com seus vizinhos e os impactos de sua atividade sobre o conjunto do corpo.

Poderemos descrever, então, os diferentes tipos de respiração, em função das demandas de oxigênio.

Figura 28

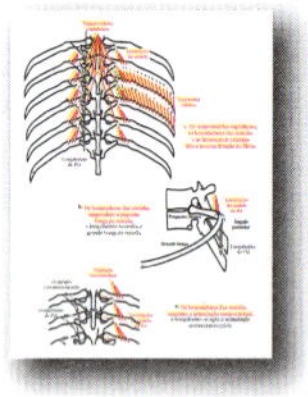

Os músculos levantadores das costelas recebem a tensão dos músculos multífidos e rotadores e transmitem-na aos intercostais externos, que seguem a mesma direção de fibras.

O levantador da costela se estende do ápice do processo transverso de uma vértebra ao bordo superior da costela subjacente, medialmente ao ângulo posterior da costela. Está presente de C7 à décima primeira vértebra torácica.

Ele se situa no prolongamento dos transversários espinhosos, como mostra a Figura 28A. A orientação comum dos feixes desses diferentes músculos salta aos olhos, na dissecção, e inclui os intercostais externos, *que prolongam a PA em direção anterior.* Tal disposição permite admitir facilmente que os levantadores das costelas podem ser recrutados pelo grupo dos músculos sentinelas, particularmente os transversários espinhosos, que recrutam, por sua vez, os intercostais externos. Sempre tive muita dificuldade para acreditar que quaisquer porções dos músculos intercostais pudessem ser considerados inspiradores. De fato, sendo eles músculos, tensionados de uma costela à outra, poderiam eles contribuir para a expansão torácica? Penso que eles se contentam em solidarizar as costelas entre si. G.D.S. associou-os a diferentes cadeias, segundo a disposição e direção de suas fibras, o que me parece bastante lógico. Lembremo-nos de que, contrariamente às fibras anteriores dos intercostais internos, de

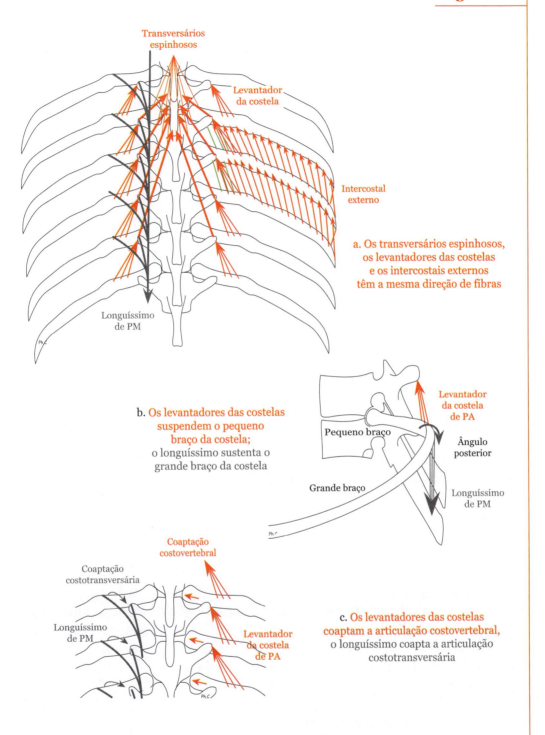

AM, e às suas fibras laterais, de AL, os intercostais externos *recobrem a quase totalidade do espaço intercostal.*

Os intercostais externos são associados a PA, *que está implicada na inspiração*, solidarizando, portanto, as costelas entre si e facilitando o trabalho do diafragma, que elevará a caixa torácica, mantida, desta forma, em coesão.

As figuras 28B e 28C mostram como os levantadores das costelas, de PA, dividem o território com os longuíssimos, de PM. O levantador da costela suspende o pequeno braço da costela, favorecendo a *coaptação da articulação da costela com o corpo vertebral*, por um lado, e *aliviando o apoio na altura da articulação costotransvesária*, por outro.

Os feixes costais do longuíssimo do tórax reforçam a coaptação costotransvesária e fazem girar o pequeno braço da costela sobre si próprio, o que modifica a orientação do grande braço. Pensamos que estes devem se contentar em mantê-lo em boa posição, mais do que elevá-lo intempestivamente a cada inspiração. Trata-se, aliás, do que eles fazem com frequência, em um contexto de PM excessiva, que se caracteriza por um tórax "explodido" anteriormente. Essa PM excessiva está igualmente incriminada em uma forma de bloqueio costal, com a imbricação das articulações costotransvesárias e subluxação das articulações costovertebrais, pelo longuíssimo (ver Tomo 2 das cadeias do eixo vertical, consagrado à PM, Figura 30C).

Figura 29

O músculo transverso do abdome faz parte do grupo dos músculos respiradores e pressores.

Ele se constitui de fibras transversais, que ocupam a totalidade da circunferência abdominal. É ainda o músculo mais profundo de todos os abdominais, imediatamente em contato com o peritônio parietal, do qual ele se separa pela fáscia transversal e pelo tecido celular subperitoneal. Notemos que todos esses elementos, que aderem fortemente uns aos outros, *constituem as paredes da cavidade abdominal e contêm as vísceras abdominais, bem como a cavidade hermética que as envolve.* Tal disposição faz lembrar a das costelas e da pleura parietal, na região torácica.

Ele se insere posteriormente e no sentido crânio-caudal:
- *Na face interna da porção cartilaginosa das seis últimas costelas (1), por digitações que se entrecruzam com as do diafragma.* Em dissecção, tivemos grande dificuldade de separar estes dois músculos, de tão intrincados.
- *Sobre os processos transversos das vértebras lombares* (2), por fibras aponeuróticas reunidas sob a designação de *aponeurose posterior do transverso* (Figura 29 A e B).

Figura 29

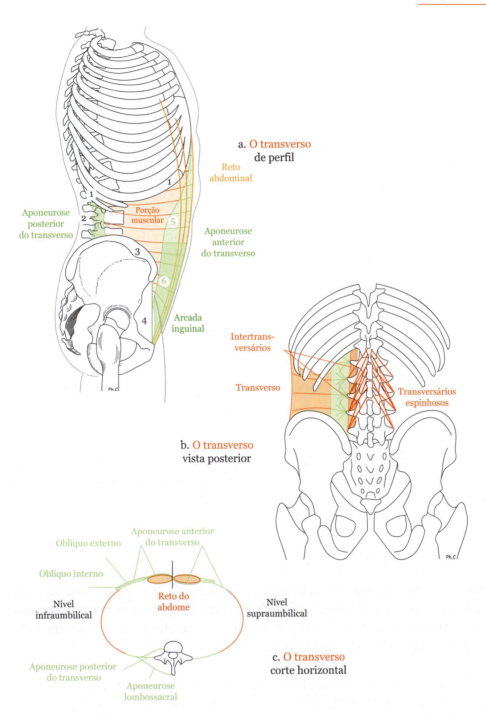

a. O transverso de perfil

b. O transverso vista posterior

c. O transverso corte horizontal

O transverso do abdome

Cadeias **posteroanteriores** e anteroposteriores 69

- *Sobre os três quartos anteriores do lábio interno da crista ilíaca* (3).
- *Sobre o terço lateral ou superior do ligamento inguinal*, onde suas fibras se confundem com as do oblíquo interno de AL (4).

Suas fibras musculares se dirigem praticamente na horizontal, para a frente, para *se unirem, por meio de fibras aponeuróticas constituintes da aponeurose anterior do transverso, ao bordo lateral do reto do abdome* (Fig. 29C).

Nos três quartos superiores, *a aponeurose anterior do transverso passa posteriormente ao reto do abdome* (5), enquanto, no quarto inferior, *ela passa anteriormente a este, para chegar à linha alba* (6).

Os feixes oriundos do ligamento inguinal inserem-se, igualmente, *sobre o púbis*, da sínfise à crista pectínea, lateralmente.

Classicamente, atribui-se ao transverso um papel de compressão das vísceras sobre a coluna vertebral, muito útil para a defecação, a tosse ou mesmo o parto. Ele pode também contribuir para a expiração forçada.

Figura 30

Pela disposição de suas fibras, o músculo transverso do abdome está idealmente situado para controlar a pressão intra-abdominal, particularmente na inspiração.

Vimos, até aqui, a que ponto *o transverso está vinculado ao peritônio parietal*. Lembremo-nos, ainda, de que ele se insere na face interna da caixa torácica, onde está intimamente ligado, para não dizer *em continuidade, por interposição do peritônio, ao diafragma*, com cujas digitações suas fibras se entrecruzam.

Em dissecção, facilmente verifiquei tal continuidade, não havendo nenhuma dificuldade de manter esses dois músculos unidos, após tê-los liberado de suas inserções torácicas. Eles formam, com o peritônio, *um verdadeiro balão, contendo as vísceras abdominais*. Esse balão engloba a grande bacia, que o peritônio parietal recobre, enquanto *as vísceras da pequena bacia* (bexiga, reto e órgãos genitais) *são extraperitoneais* (1).

A cada inspiração, a contração das fibras musculares periféricas do diafragma provoca a descida do centro frênico e um aumento de pressão na cavidade abdominal, o que, em minha opinião, tensiona e estimula as fibras musculares do transverso. *Ao se contrair, de forma reflexa, este se opõe parcialmente a tal aumento de pressão.*

Meu propósito não é retornar à visão errônea do "encolher a barriga" na inspiração, mas de me opor, tão veementemente quanto, à ideia de deixá-la inflar-se sistematicamente na inspiração, tendo visto um número excessivo de pacientes sofrer da coluna lombar, pelo fato de se permitirem levar por essa conduta.

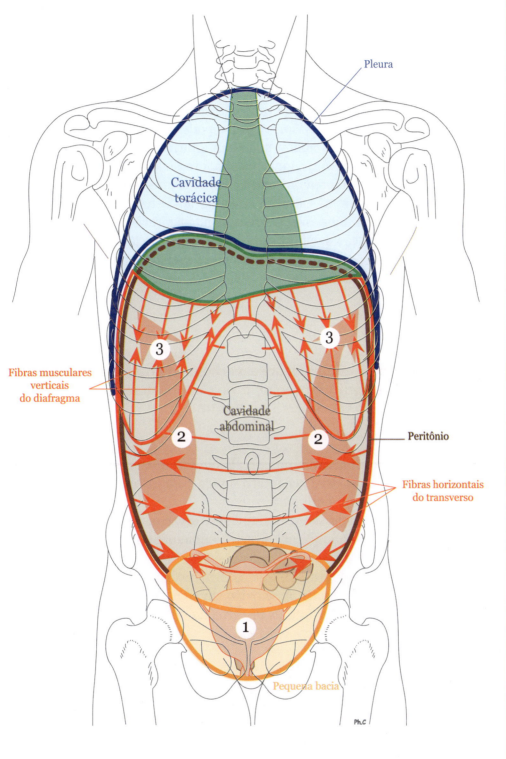

**O transverso do abdome
Controle da pressão intra-abdominal**

Segundo Ph. C

Defendo a ideia segundo a qual o transverso seria encarregado de controlar o aumento de pressão resultante da contração do diafragma na inspiração, dirigindo-a para cima, evitando, assim, que ela invada a pequena bacia (2).

A constituição de sua aponeurose anterior, diferente nos níveis supra e infraumbilical, justifica-se plenamente. É preciso que esta seja mais resistente na região infraumbilical *do que na supra, para realizar a tarefa que acabo de atribuir-lhe*. A meus olhos, isso apresenta duas vantagens:

- Aliviar a pequena bacia de uma pressão excessiva, que comprometeria a fisiologia do diafragma pélvico, o que se pode igualmente observar, por sinal, em caso de tensões abdominais muito fortes. Neste ponto, estamos inteiramente de acordo com a ginástica hipopressiva. Não se trata, propriamente, de privilegiar a força muscular, mas de favorecer uma melhor coordenação entre os diferentes atores da respiração. Estou convencido de que essa coordenação é importante, sobretudo, na inspiração.
- Garantir a manutenção das fibras musculares periféricas do diafragma em posição vertical (3), o que é uma condição indispensável para seu bom funcionamento, conforme detalharemos adiante.

Figura 31

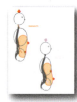

Na prática clínica, a observação do comportamento abdominal permite apreciar a boa coordenação entre o diafragma e o transverso do abdome.

- Na inspiração, no primeiro tempo, o abdome se dilata, porém, imediatamente, essa dilatação deve ser interrompida pelo acionamento do transverso, em sua parte infraumbilical.
- Na expiração, deveria passar-se exatamente o inverso. Com a diminuição da pressão, a parte supraumbilical "esvazia", enquanto a parte infraumbilical retoma o volume.

Figura 31

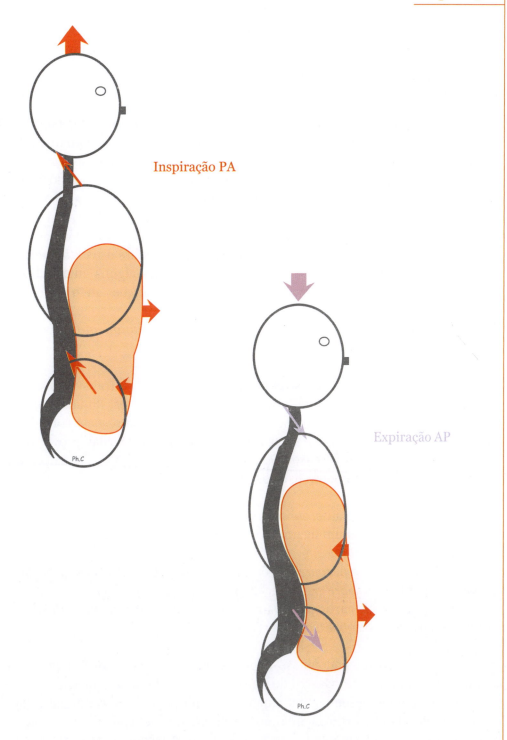

Inspiração PA

Expiração AP

Comportamento abdominal revelador de uma boa coordenação entre o diafragma e o transverso do abdome

Figura 32

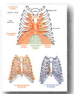

Os músculos transverso do abdome e transverso do tórax formam um único e mesmo músculo e desempenham um papel primordial na respiração.

Denominado, antigamente, triangular do esterno e inserido, por G.D.S. na cadeia AM, terminamos por associá-lo, em comum acordo com a autora, à cadeia PA, por causa de determinadas particularidades anatômicas.

O transverso do tórax é intratorácico e recobre a face posterior do esterno, bem como algumas cartilagens costais. Ele prolonga, no tórax, o músculo transverso do abdome.

A partir do *processo xifoide* e do *corpo do esterno*, ele envia quatro ou cinco digitações, lateral e superiormente. Estas se inserem sobre *as cartilagens costais das segundas, terceiras, quartas, quintas e,* para alguns autores, *sextas costelas.* Outros, como F.D. Netter, estendem suas inserções até *a articulação condrocostal*, conforme aqui representado.

Este músculo é muito *fibroso* e mais parece um *ligamento ativo*, como pudemos constatar em dissecção.

Foi possível visualizar as estreitas relações entre os dois transversos e o diafragma, tornando muito difícil a separação uns dos outros, tamanha a continuidade entre suas aponeuroses. Por sua direção de fibras, ele é considerado capaz de *abaixar as costelas*, a partir de um ponto fixo esternal, provocando o fechamento do ângulo de Charpy. Podemos, também, imaginá-lo apto a elevar o esterno, a partir de um ponto fixo costal.

Consideramos que atue, sobretudo, como um meio de solidarizar as costelas ao esterno, tal qual um ligamento, contrariando uma excessiva abertura do tórax na inspiração.

Na inspiração, *ele permite que o esterno siga as costelas em sua ascensão*, tomando ponto fixo sobre elas (Fig. 32B).

Na expiração, ele participa ativamente do *fechamento do ângulo de Charpy, tomando ponto fixo sobre o esterno* (Fig. 32C).

O transverso do abdome se opõe, portanto, ao risco de "explosão" do abdome, enquanto o transverso do tórax se opõe ao da caixa torácica.

Penso que ele desempenha, igualmente, um papel importante na elasticidade potencial de retorno, facilitando o fechamento das costelas na expiração, o que se atribui regularmente à elasticidade das cartilagens costais, entre outros fatores.

Figura 32

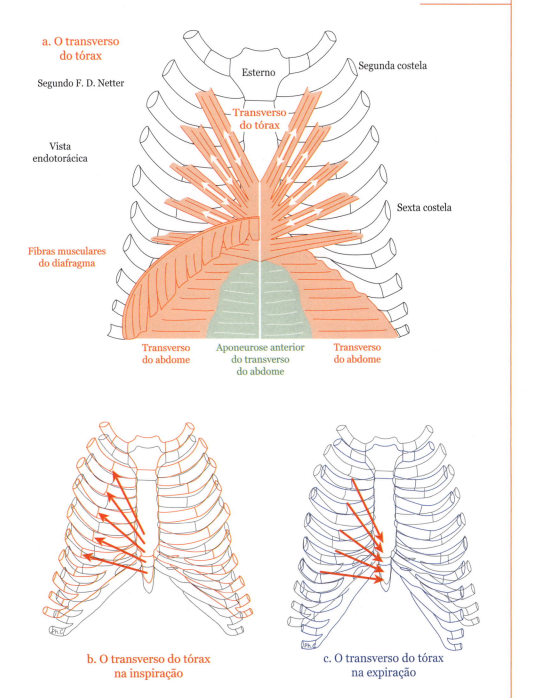

a. O transverso do tórax
Segundo F. D. Netter
Vista endotorácica

b. O transverso do tórax na inspiração

c. O transverso do tórax na expiração

O transverso do abdome e o transverso do tórax são um só

Segundo F. D. Netter

Figura 33

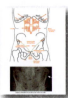 **Em caso de tensão excessiva, o músculo transverso do abdome imprime, no corpo, marcas específicas.**

Mesmo não realizando, propriamente, uma delordose, o músculo transverso do abdome, ao conter a pressão intra-abdominal, se opõe à hiperlordose. Podemos, então, considerá-lo antagonista da dupla psoas-diafragma, que é francamente lordosante.

Quando há competição entre PA e AP, frequentemente esta dupla ganha a partida, instalando uma hiperlordose, agravada pela anteversão da pelve. Apesar de tudo, o transverso permanece em oposição, aumentando a tração sobre sua aponeurose anterior, cujas inserções diferem, conforme mencionado, nos níveis supra e infraumbilical.

Não é raro, neste caso, que tal quadro leve a uma diástase do reto do abdome, na região supraumbilical.

A continuidade das fibras, na região infraumbilical, permite limitar o risco de diástase, mas leva o transverso a puxar as asas ilíacas em rotação medial. Isso é perfeitamente visível em radiografia, por aquilo que certos autores qualificam como uma imagem em "orelhas de coelho". De fato, as asas ilíacas *se sagitalizam* e oferecem aos raios X uma incidência sobre a qual aparecem, nitidamente, as linhas de força de sua parte anterior, o que pode remeter a duas grandes orelhas de coelho. Esse formato de fechamento das asas ilíacas se acompanha de um afastamento dos ísquios, que poderia aludir, erroneamente, à ação de PL. A sínfise púbica sofre as consequências, na forma de uma compressão cranial e de um bocejo caudal, o que constitui um terreno predisponente a uma espécie de pubalgia muito recorrente.

As fibras médias, por sua vez, são capazes de estreitar exageradamente a cintura, imprimindo sua marca na forma de um abdome "em ampulheta".

Para concluir, lembremo-nos das inserções da aponeurose anterior do transverso sobre o ligamento inguinal. Uma tensão exagerada desse músculo, no contexto pré-citado, pode conduzir a uma deformação do canal inguinal, que, associado à anteversão pélvica, favorece a hérnia inguinal.

Figura 33

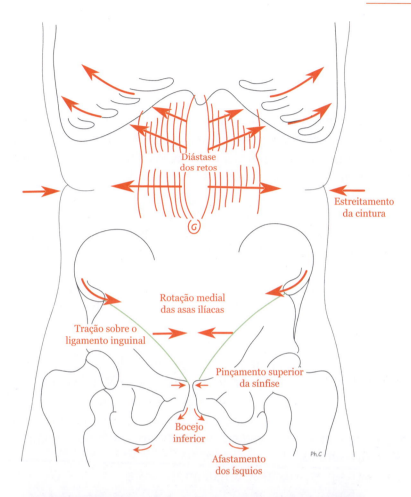

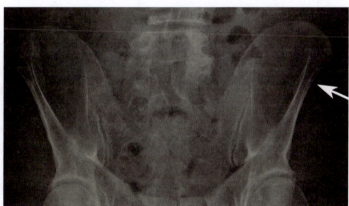

Imagem radiográfica das asas ilíacas em "orelhas de coelho"

Marcas resultantes de uma pressão excessiva do transverso do abdome

Cadeias posteroanteriores e anteroposteriores 77

Figura 34

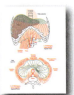

O músculo diafragma, ator principal da respiração.

O diafragma é um músculo plano e delgado, que assume a forma de uma cúpula côncava inferiormente, e separa a cavidade torácica da abdominal.

Ele apresenta duas partes que, para certos anatomistas, são perfeitamente distintas: uma parte central, tendínea, chamada de centro frênico; e uma parte muscular periférica.

- O centro frênico, que toma a forma de uma cúpula, *mais elevada à direita que à esquerda*, desposando a forma do fígado, situado embaixo. A zona mediana dessa cúpula é ligeiramente côncava superiormente, recebendo o coração.
- Uma parte muscular periférica, que atinge o contorno inferior da caixa torácica. As fibras musculares se destacam do centro frênico, para unirem-se, em leque, ao contorno torácico.

Os feixes esternais reúnem as fibras oriundas do folíolo anterior ou médio, que atingem a base do processo xifoide. Em dissecção não conseguimos determinar se essa inserção se fazia diretamente sobre o processo xifoide, ou sobre a aponeurose do transverso do abdome, que se insere neste local, mas, de qualquer modo, o vínculo entre estas duas aponeuroses, do diafragma e do transverso, é muito estreito.

Os feixes da parte costal se originam das partes laterais do folíolo médio e dos folíolos laterais.

Eles atingem *a face interna e o bordo superior das seis últimas costelas, por digitações que se entrecruzam com as do transverso do abdome*. Também aí, as relações aponeuróticas são íntimas, ao ponto de ser possível destacar os dois músculos, simultaneamente, de suas inserções na parede torácica, obtendo-se um saco abdominal perfeitamente hermético, na medida em que é *duplicado, na face interna, pelo peritônio parietal*.

Fomos, igualmente, surpreendidos pela *altura da zona de inserção sobre as costelas*, estando previamente impregnados pela imagem de um diafragma que se insere unicamente no contorno inferior da caixa torácica, e quase horizontal. Essa representação mental é recorrente, nos alunos a quem solicitamos precisar, com as mãos, a localização exata de seus diafragmas, fazendo então a mímica de sua contração.

O diafragma é, assim, capaz de elevar diversas costelas ao mesmo tempo. *Isso só é possível se os feixes musculares estiverem mantidos em posição vertical, tarefa assumida pelo músculo transverso do abdome*, conforme descrito na Figura 30.

Uma descida exagerada do centro frênico, com horizontalização das fibras musculares periféricas, fará que o diafragma feche o contorno inferior da caixa torácica, tonando-o um músculo expirador.

Figura 34

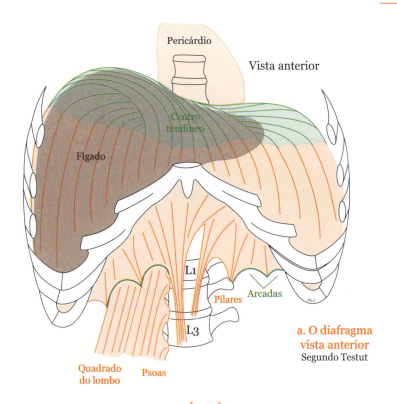

a. O diafragma vista anterior
Segundo Testut

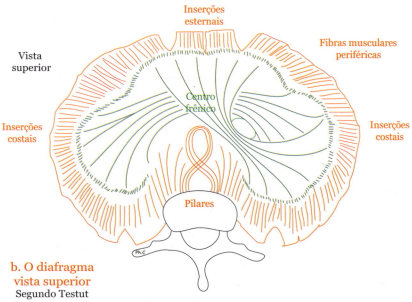

b. O diafragma vista superior
Segundo Testut

O músculo diafragma ator principal da respiração

As inserções posteriores se dão sobre a coluna vertebral por dois pilares, que serão detalhados no próximo parágrafo, bem como sobre duas arcadas fibrosas, dando passagem, no sentido medial-lateral, aos músculos psoas e quadrado do lombo.

A primeira (ligamento arqueado medial) *se estende do corpo de L2 à base do processo transverso de L1. A continuidade aponeurótica entre essa arcada do diafragma e o psoas é evidente.*

A segunda (ligamento arqueado lateral) *se estende do bordo superior e da face anterior do processo transverso de L2 ao ápice da décima segunda costela.*

Também aqui, *as fibras transversais dessa arcada fusionam-se com as aponeuroses do quadrado do lombo e do transverso do abdome.*

Figura 35

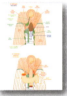

O diafragma se prende fortemente à coluna vertebral, posteriormente, pelos chamados pilares. Eles se constituem de dois feixes, direito e esquerdo, bastante espessos.

O pilar direito é o mais importante e atinge, por um tendão achatado, *o corpo da segunda e terceira vértebras lombares, bem como os discos intervertebrais L1-L2, L2-L3 e L3-L4.*

Um terceiro feixe, o pilar acessório, se distingue do precedente, lateralmente. Ele se insere sobre *o corpo de L2 e o disco intervertebral L1-L2*, estando separado do pilar principal por um espaço vertical que dá passagem aos nervos esplâncnicos maior e menor. Rouget descreve outro feixe que, destacando-se do pilar direito, *perde-se no mesentério.*

O pilar esquerdo é mais curto e se fixa, por seu tendão achatado, sobre *o corpo de L2 e os discos intervertebrais supra e subjacentes.* Como o precedente, ele se desdobra em pilar principal e acessório, entre os quais caminham os nervos esplâncnicos.

Eles enviam, em sua parte superior, fibras que se cruzam duas vezes sobre a linha média, formando dois orifícios sobrepostos. O inferior dá passagem à aorta e ao ducto torácico. O superior dá passagem ao esôfago.

Do pilar esquerdo, destacam-se fibras que atingem o ângulo duodenojejunal, *que se encontra, também, suspenso ao diafragma.* Esse músculo suspensor do duodeno é ainda chamado de músculo de Treitz por alguns autores. Trata-se de uma zona que somos sempre levados a relaxar, particularmente em caso de tensões AL, que empurram o diafragma cranialmente.

Figura 35

a. Os pilares do diafragma
Vista anterior

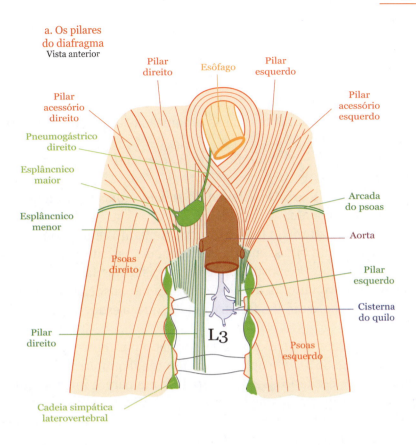

b. O músculo suspensor do duodeno

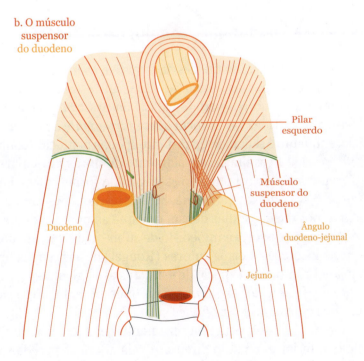

Os Pilares do diafragma segundo Testut e Netter

Figura 36

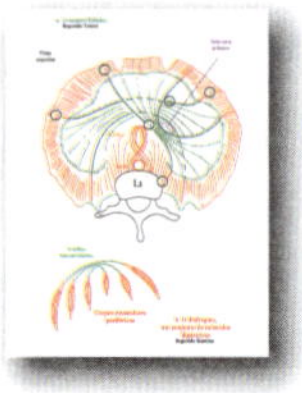

 O centro frênico é comparável a um trevo de três folhas: direita, anterior ou mediana e esquerda.

Ele se constitui de fibras tendíneas organizadas em duas fitas arciformes, que se entrecruzam (Fig. 36A).

A fita arciforme superior (de Bourgery) *se estende do folíolo anterior ao folíolo direito.*

A fita arciforme inferior se estende *do folíolo esquerdo ao folíolo direito*, passando sob a precedente.

Elas se unem na altura do folíolo direito, enquanto se separam à esquerda. Lembremo-nos de que tal assimetria corresponde perfeitamente à assimetria fisiológica, que tivemos a oportunidade de precisar nos fascículos anteriores, especialmente no primeiro, dedicado às noções básicas. Não podemos deixar de pensar em AL, que, à direita, fecha, e em PL, que, à esquerda, alarga o corpo.

Kamina considera que o diafragma é formado por um conjunto de músculos digástricos (Fig. 36B), que apresentam um tendão intermediário (1) e dois corpos musculares periféricos (2). Tal hipótese me parece interessante, sobretudo porque tive a oportunidade de observar o diafragma em ação, no scanner. Seus movimentos são bem mais complexos do que se imagina, caracterizando-se por um *importante componente de torção*.

O diafragma é perfurado em múltiplos orifícios:

- O hiato aórtico é ligeiramente desviado para a esquerda em relação à coluna vertebral, anteriormente à qual se situa, entre os pilares do diafragma e anteriormente aos corpos vertebrais. Ele dá passagem à aorta, mas também ao ducto torácico (Fig. 35). *A aorta adere fortemente à parede anterior* desse orifício, enquanto é separada do restante apenas por tecido conjuntivo frouxo.
- O hiato esofágico resulta do enrolamento de fibras musculares dos pilares, que se reúnem anteriormente ao esôfago. Ele fornece passagem, ainda, aos dois nervos pneumogástricos (Fig. 35). Esse anel, inteiramente muscular, é reforçado por tecido celular denso, que une as paredes do hiato ao esôfago que o atravessa, de sorte a impedi-lo de subir ou descer, ao menos sem romper-lhe as inserções. Certos autores (Rouget) descrevem as fibras musculares em anel como uma espécie de esfíncter esofágico.

  A ruptura desse anel esofágico é frequentemente implicada em certas formas de *refluxo gastroesofágico.*
- O forame da veia cava está no cruzamento das duas fitas arciformes, entre o folíolo anterior e o folíolo direito. A veia adere às paredes em todo o seu contorno.

Contrariamente à aorta, que, como todas as artérias, é estruturalmente pouco deformável, a veia cava é suscetível a permitir-se

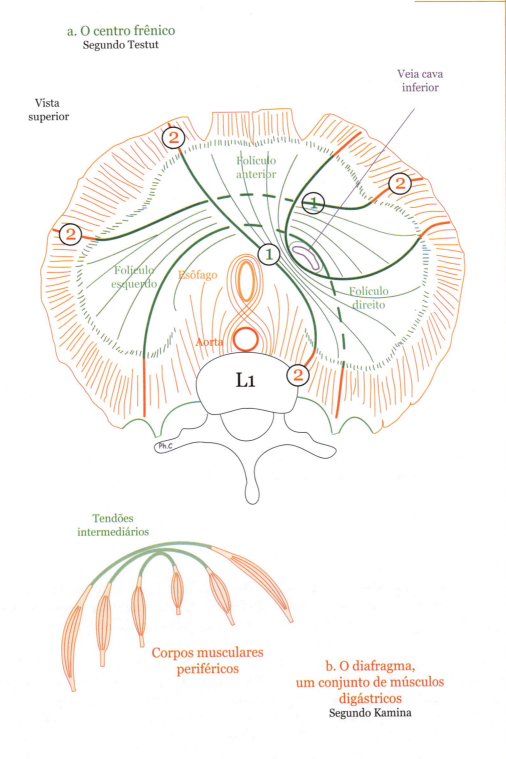

mais facilmente comprimir, contrariando a circulação de retorno dos membros inferiores. Pude verificá-lo pessoalmente, quando da dissecção do diafragma. Isso poderia explicar os transtornos circulatórios de membros inferiores, tão comuns em sujeitos que apresentam um excesso de atividade nas cadeias posteroanteriores e anteroposteriores.

Figura 37

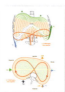

À imagem do corpo inteiro, o diafragma é assimétrico.

A Figura 37A retoma a representação de um diafragma em vista anterior, com o centro frênico aparecendo bem mais elevado à direita. Conforme detalhado previamente, isso deriva da presença do fígado à direita, sob a cúpula, e do pericárdio à esquerda, sobre a cúpula.

A observação da caixa torácica e, mais especificamente, do contorno costal inferior revela também uma assimetria. *O ângulo de Charpy é, em geral, mais fechado à direita, sob ação de* AL, *e mais aberto à esquerda, sob ação de* PL.

Por isso, *as inserções costais do diafragma são mais baixas à direita do que à esquerda.*

A Figura 37B ilustra o esquema assimétrico inerente às cadeias, que encontramos tanto no tórax quanto na pelve:

AL e AM dominam, mais frequentemente, à direita, modificando a forma do hemitórax direito, cujo *diâmetro transversal diminui* (AL), enquanto *o anteroposterior aumenta posteriormente* (AM).

PL e PM dominam à esquerda, também modelando o volume do hemitórax esquerdo: seu diâmetro transversal aumenta (PL), enquanto o anteroposterior aumenta anteriormente, reduzindo-se na região posterior (PM).

A própria constituição do centro frênico e, particularmente, a maneira como se organizam as fitas arciformes nos encorajam a enxergar, aí, uma lemniscata. De minha parte, estou convencido de que o diafragma, em suas contrações, efetua movimentos bem mais complexos do que se imagina, no sentido dessa lemniscata.

Figura 37

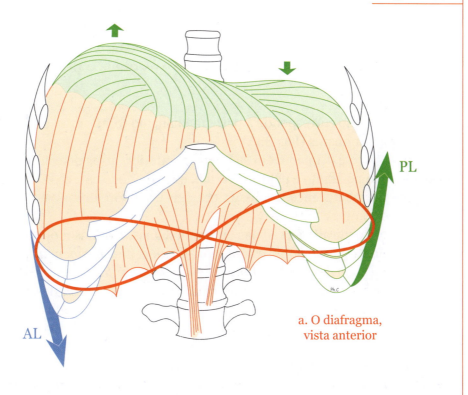

a. O diafragma, vista anterior

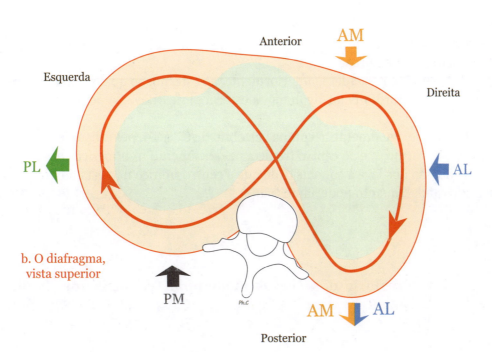

b. O diafragma, vista superior

O diafragma é assimétrico

Cadeias posteroanteriores e anteroposteriores   85

Figura 38

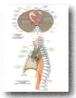

O diafragma está suspenso à coluna vertebral e ao esterno por uma verdadeira coluna fibrosa, constituída por elementos do mediastino, entre os quais o pericárdio.

O mediastino corresponde à parte mediana do tórax, entre as duas cavidades pleuropulmonares (Fig. 38A).

Este espaço é ocupado, em sua porção anterior, atrás do esterno, pelo que resta do timo no adulto e pelo pericárdio, que contém o coração.

Posteriormente, encontram-se a traqueia e a árvore brônquica, o esôfago, a aorta e seus ramos colaterais.

No tomo dedicado às cadeias anteromedianas, tivemos a oportunidade de precisar que o *esôfago liga o estômago à faringe, mas também à coluna de C7 a T4, à qual se prende pela lâmina prevertebral da fáscia cervical*. Ele apresenta fibras concêntricas e longitudinais. Trata-se, portanto, de um elemento muscular não negligenciável quanto à suspensão do diafragma ao esqueleto axial, capaz de encurtar-se e, assim, favorecer a retração da fáscia visceral endotorácica.

Todos esses elementos estão contidos dentro do tecido conjuntivo frouxo, exceto em torno do esôfago, onde ele ganha densidade, para formar a fáscia periesofagiana.

A pleura parietal está aderida e, até mesmo, insinua-se nos interstícios compreendidos entre os elementos do mediastino, o que o transforma em uma verdadeira coluna fibrosa.

Tal coluna fibrosa adere, anteriormente, ao esterno, ao qual se prende diretamente o pericárdio pelos ligamentos esternopericárdicos superior e inferior (Fig. 38B).

Prende-se, igualmente, à coluna vertebral de C7 a T4, pelos ligamentos vertebrais pericárdicos, e ao centro frênico, pelo ligamento frenopericárdico.

Tudo isso nos leva à conclusão de que o centro frênico não está tão livre, no sentido caudal, quanto poderíamos supor.

Figura 39

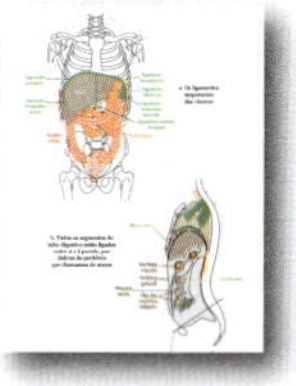

A maioria dos órgãos abdominais se suspende ao diafragma.

Durante muito tempo, guardei na mente a imagem de um diafragma apoiado sobre as vísceras abdominais, particularmente o fígado, que lhe serve de polia de reflexão durante a inspiração. Por isso, fiquei bastante surpreso ao constatar que os órgãos e vísceras abdominais estão suspensos a ele, *por indentações do peritônio*, que formam verdadeiros ligamentos. Darei atenção, aqui, somente aos principais (Fig. 39A).

Figura 38

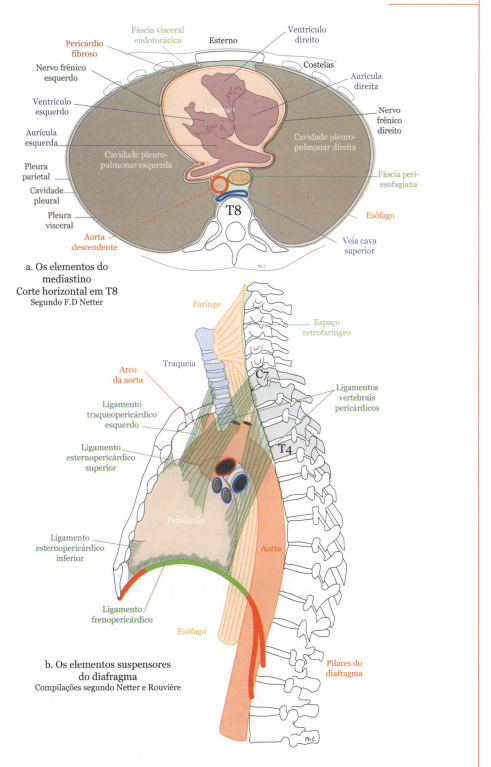

a. Os elementos do mediastino
Corte horizontal em T8
Segundo F.D Netter

b. Os elementos suspensores do diafragma
Compilações segundo Netter e Rouvière

O diafragma está intimamente ligado ao conteúdo do mediastino

Cadeias posteroanteriores e anteroposteriores 87

O fígado está suspenso ao diafragma por tecido conjuntivo muito denso e pelo ligamento coronário, que se estende do diafragma à sua face posterior. O ligamento falciforme estende-se anteroposteriormente e separa o fígado em dois lobos, direito e esquerdo. Insere-se na face posterior da parede abdominal anterior, até o umbigo, ao qual se liga pelo ligamento redondo, vestígio da veia umbilical, chegando ao diafragma em cima e posteriormente.

O estômago se conecta, também, ao diafragma, por uma dobra do peritônio que forma o ligamento gastrofrênico.

Os ângulos cólicos se ligam ao diafragma, lateralmente, pelos ligamentos frenocólicos direito e esquerdo.

O peritônio parietal recobre as paredes da cavidade abdominal e se reflete em peritônio visceral, que recobre os órgãos e as vísceras abdominais. Todos os segmentos do tubo digestivo se ligam, entre si e à parede, por dobras do peritônio que denominamos mesos (Fig. 39B). É o caso do intestino delgado, que se abre anteriormente, a partir do mesentério, *que o conecta à coluna vertebral e ao diafragma, nas proximidades de seus pilares.* Tal disposição faz lembrar um polvo desdobrando seus tentáculos.

Concluindo este parágrafo, devemos reter que:

O diafragma está suspenso ao que está acima dele, enquanto tudo que está abaixo se suspende a ele.

Isso nos será útil quando abordarmos a fisiologia do músculo diafragma, bem como os efeitos, a distância, de sua atividade.

Figura 40

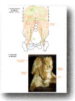

O diafragma está intimamente ligado às aponeuroses dos músculos transverso do abdome, psoas e quadrado do lombo.

Embora suas fibras musculares não sigam, em absoluto, a mesma direção, a junção aponeurótica entre o diafragma e o transverso do abdome é dificilmente perceptível; as aponeuroses parecem prolongar-se uma na outra.

O mesmo se aplica ao quadrado do lombo e ao psoas, cujas fibras parecem prolongar as do diafragma, no sentido caudal.

A foto B ilustra essa continuidade de fibras entre diafragma e quadrado do lombo/psoas.

Esse vínculo é ainda mais evidente porque *o peritônio parietal recobre todas essas aponeuroses, unindo os diferentes constituintes das paredes da cavidade abdominal, que se assemelha a um verdadeiro balão.*

Figura 39

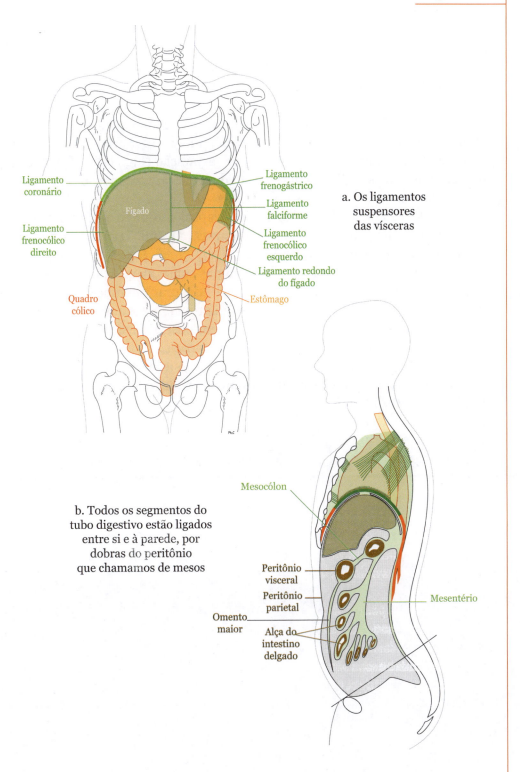

a. Os ligamentos suspensores das vísceras

b. Todos os segmentos do tubo digestivo estão ligados entre si e à parede, por dobras do peritônio que chamamos de mesos

A maioria dos órgãos abdominais está suspensa ao diafragma

Figura 41

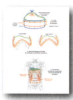

Para que o diafragma possa desempenhar corretamente seu papel de músculo principal da inspiração, é necessário que suas fibras musculares sejam mantidas em posição vertical.

Em uma publicação sobre o diafragma, o pneumologista Michel Kempf empregou o termo zona de aposição, para definir a melhor orientação das fibras musculares, necessária à boa fisiologia, na inspiração (Fig. 41A). É imperativo que sejam mantidas verticais contra a parede torácica, para que possam suspender a caixa torácica.

Segundo o autor, é sobretudo na zona de aposição que as modificações entre a expiração e a inspiração são mais importantes, devendo *a cúpula diafragmática sofrer um mínimo de deformação.*

Especializado no tratamento cirúrgico das consequências do enfisema, ele evidenciou a impossibilidade de o diafragma assegurar sua função, quando suas fibras musculares veem sua orientação se aproximar da horizontal, devido à dilatação pulmonar e ao bloqueio torácico em posição inspiratória. Ele pode até se tornar expirador, *fechando o contorno torácico inferior* (Fig. 41B).

Envio o leitor ao livro dedicado às cadeias posteromedianas, que, em caso de excesso, propulsionam o esterno à frente e dilatam o tórax, obrigando o diafragma a se horizontalizar.

A Figura 41C é uma reprise da Figura 32, para recordar o papel que atribuímos ao transverso do abdome na definição dessa zona de aposição.

Figura 40

a. Parede posterior do abdome
Segundo F. D. Netter

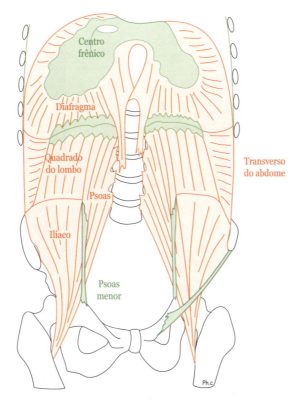

b. Preparação de dissecção

Ligações aponeuróticas do diafragma com seus músculos vizinhos

Figura 41

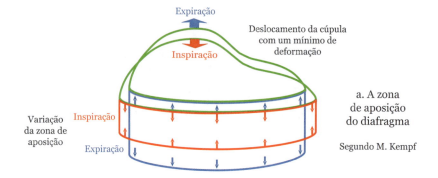

a. A zona de aposição do diafragma

Segundo M. Kempf

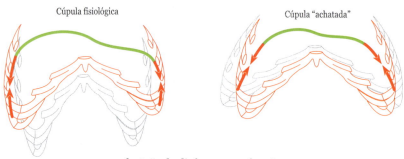

b. Ação do diafragma em função da orientação de suas fibras musculares

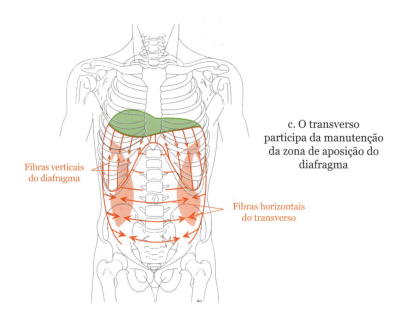

c. O transverso participa da manutenção da zona de aposição do diafragma

A boa fisiologia do diafragma depende da boa orientação de suas fibras musculares

Podemos, desde já, recapitular os últimos parágrafos, antes de abordar os mecanismos complexos da respiração.

O diafragma é o ator principal da respiração, fortemente dependente da estática vertebral, em que está igualmente implicado. Poderíamos compará-lo a uma "diva" que, para executar sua *performance*, precisaria de todo um cenário e produção. De certo modo, é o que estamos descrevendo desde o início desta obra.

O diafragma está, portanto, no centro de dois espaços hermeticamente fechados *e suspenso, com os órgãos intratorácicos, à coluna de T4 a C7. As vísceras abdominais que estão presas a ele são solidárias e também se beneficiam de tal suspensão. Com isso, o períneo não mais se vê condenado a desempenhar o papel de assoalho pélvico, assemelhando-se mais a um diafragma.*

Defendemos essa ideia há muitos anos, bem antes de se falar em ginástica abdominal hipopressiva. Tudo isso só pode funcionar a contento se a estrutura óssea estiver corretamente erigida.

Os vínculos musculares que unem o diafragma à coluna, seja o esôfago de AM, preso à coluna torácica, ou mesmo os escalenos de AP, presos à coluna cervical, podem amarrar o tórax no pescoço, ou, ao contrário, o pescoço do tórax, comprometendo as possibilidades de ereção vertebral reflexa.

A respiração se adapta às diferentes necessidades de oxigênio.

A respiração é um fenômeno reflexo, embora, em parte, sob controle voluntário, até certo limite. Ela não é deflagrada pela necessidade de oxigênio, mas pelo excesso de CO_2, ao qual os centros nervosos são sensíveis.

É importante diferenciar *as respirações ditas naturais* das reeducativas, ou, ainda, da utilização da respiração para outros fins, além da simples ventilação para a oxigenação dos tecidos. Esta última pode se dar de acordo com diversas modalidades, segundo as necessidades de oxigênio, sendo a única sobre a qual nos deteremos.

Todos esses mecanismos serão caricaturados, para facilitar a compreensão, mas jamais deveremos confundir qualidade e quantidade, isto é, o despertar de uma ação e o tipo de fortalecimento praticado, de forma corrente, na fisioterapia. A complementaridade característica da dupla PA e AP se harmoniza muito mais pela sutileza e, sempre, na alternância e ritmicidade.

Podemos distinguir três grandes tipos de respiração:

- A respiração de repouso: modo como o corpo se conecta quando *as necessidades de oxigênio são mínimas,* por causa da inatividade, estando deitado ou sentado em uma poltrona.
  Trata-se de *uma respiração de mínima intervenção muscular e exclusivamente diafragmática,* cujos detalhes serão estudados na próxima figura. Godelieve Denys-Struyf a definia como respiração adinâmica.
- A respiração dinâmica: trata-se do modo respiratório do homem em estado de vigilância, em atividade. *Está fortemente ligada à estática vertebral e,*

sobretudo, às suas possibilidades de ereção reflexa, que dependem da atividade dos músculos do primeiro grupo das cadeias posteroanteriores.
Retomaremos os diversos músculos, atores da ereção vertebral reflexa, que se ativam na forma de uma onda vibratória que percorre a coluna vertebral de cima a baixo e de trás para a frente, bem como os responsáveis pelo estabelecimento dos cenários necessários à entrada em cena do diafragma.

- A respiração forçada: quando aumentam as necessidades de oxigênio, na prática esportiva, por exemplo, *as duas cadeias relacionais, PL e AL*, podem ser recrutadas, por meio dos músculos de ligação entre elas e a PA.
Os músculos serráteis anteriores de PL permitem *aumentar ainda mais o diâmetro transversal do tórax e forçar a inspiração até o volume de reserva inspiratória*.
Os músculos oblíquos internos e serráteis posteroinferiores de AL permitem *forçar a expiração até o volume de reserva expiratória*.

Figura 42

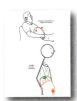

A respiração adinâmica é uma respiração de mínima intervenção muscular e exclusivamente diafragmática.

É o modo respiratório que adotamos espontaneamente no repouso, sentados em uma poltrona com as costas apoiadas, ou deitados. Responde a pequenas demandas de oxigênio, por conta da inatividade.

A atividade muscular é reduzida ao principal, ou seja, à contração do diafragma, não solicitando nenhuma contração do músculo transverso, nem dos músculos eretores da raque e fixadores das costelas.

Na inspiração, como o diafragma não dispõe de ponto fixo, ele abaixa seu centro frênico, provocando ligeiramente o vácuo nas cavidades pulmonares, para que o ar penetre.

Assim, ele empurra a massa visceral, obrigando o abdome a dilatar-se, o que nos leva a dizer que "se respira pelo ventre".

No final do percurso, ele encontra, enfim, uma resistência e abre um pouquinho a base do tórax, que aumenta ligeiramente seu diâmetro inferior.

Tal modo respiratório é suficiente para ventilar um volume corrente em torno de 500 ml.

A expiração é totalmente passiva. O parênquima pulmonar utiliza sua "elasticidade de retorno" para retomar a posição inicial.

Figura 42

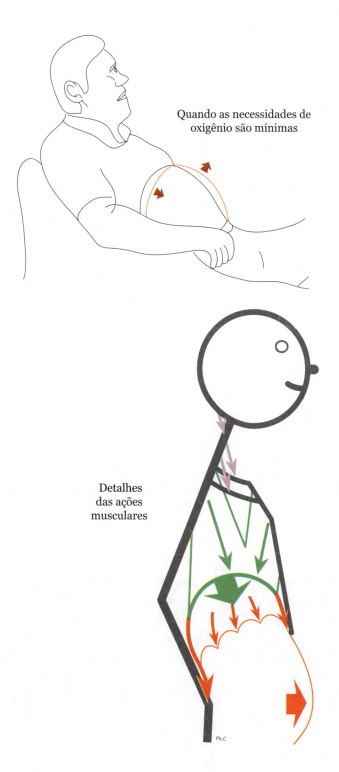

Quando as necessidades de oxigênio são mínimas

Detalhes das ações musculares

A respiração de repouso ou adinâmica

Figura 43

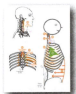

Os cenários necessários para a boa fisiologia do diafragma na respiração dinâmica.

Em situação de equilíbrio estático, na forma de uma onda vibratória que percorre a coluna vertebral, diversas fases se sucederão, de cima a baixo e de trás para a frente.

Detalharemos os diferentes músculos que participam da produção dos cenários necessários para que o diafragma assuma corretamente seu papel de ator principal da respiração.

Seria porque, no início da inspiração, o diafragma abaixa o centro frênico, traciona a fáscia visceral endotorácica e tensiona a defesa convexitária do pescoço? É fato que, simultaneamente à contração diafragmática, o longo do pescoço e os pré-vertebrais de PA (1) se ativam, para *erigir a coluna cervicotorácica*.

Assim, estimulam os escalenos de AP (2), que, beneficiando-se do ponto fixo que lhes foi oferecido cranialmente, sobre a coluna cervical levada em delordose, "despertam", mais do que suspendem, os dois primeiros arcos costais.

Os suboccipitais (3) seguem o occipital e *dão ponto fixo aos* multífidos e rotadores (4), que dão continuidade na face posterior, no sentido *de propagar a ereção vertebral até a região toracolombar*.

Os levantadores das costelas (5), que têm a mesma orientação de fibras que os multífidos, são recrutados, por sua vez, *fixando os pequenos braços das costelas em boa posição*, enquanto os longuíssimos, de PM (6), *se ocupam dos grandes braços*.

A tensão passa, então, para os músculos intercostais externos (7), que *solidarizam as costelas entre si*, a fim de que o diafragma possa suspendê-las simultaneamente.

Estimulado pelo aumento de pressão na cavidade abdominal, provocado pela descida do centro frênico, no início da contração do diafragma, o transverso do abdome (8) controlará essa pressão, dirigindo-a cranialmente, participando, dessa forma, da *manutenção da zona de aposição do diafragma*.

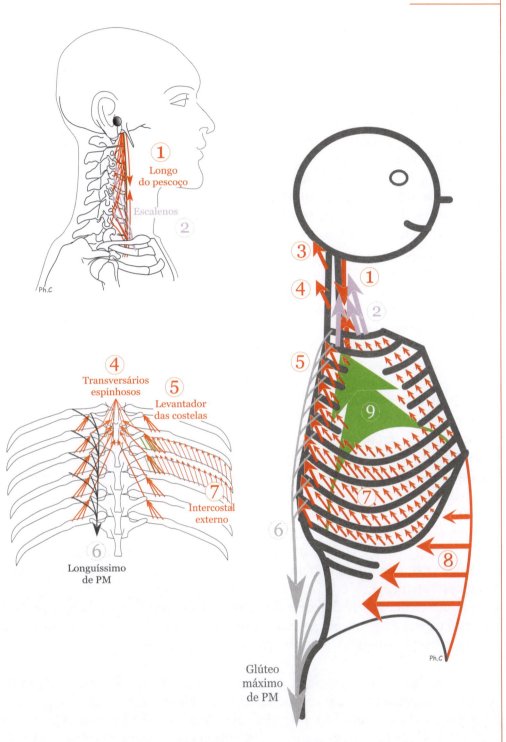

Produção do cenário necessário para a boa fisiologia do diafragma na respiração dinâmica

Figura 44

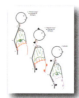

Comportamento diafragmático nos mecanismos da respiração dinâmica.

Com o aumento das demandas de oxigênio, devido ao estado de vigilância, impõe-se a necessidade de ampliar o volume pulmonar. A respiração "abdominal" não é mais suficiente, tornando-se indispensável suspender o gradil costal. Todas as ações musculares descritas nos parágrafos precedentes permitirão ao diafragma desfrutar dos pontos fixos necessários.

A partir do início da inspiração, enquanto a coluna cervicotorácica se erige, o diafragma desce o centro frênico, uma vez que não encontra outro ponto fixo, senão aquele imposto pela gravidade (Fig. 44A). Este é o que denominamos primeiro tempo da contração diafragmática.

O resultado disso é, por um lado, *a distensão da fáscia visceral endotorácica, até determinado limite, devido à rigidez de certos elementos ali contidos*; por outro lado, o aumento da pressão intra-abdominal, induzido pelo deslocamento do centro frênico para baixo, tensiona o músculo transverso do abdome, ao qual atribuímos a tarefa de controlá-lo.

Tudo está pronto para o que designaremos segundo tempo da contração diafragmática (Fig. 44B): o centro frênico, tendo sua descida interrompida pela fáscia visceral endotorácica, poderá beneficiar-se de um ponto fixo cranial, para suspender a caixa torácica e aumentar todos os seus diâmetros. É o que se denomina ampliação torácica.

O transverso do abdome, que entrou em ação, *dirige a pressão cranialmente, mantendo as fibras musculares do diafragma contra as paredes da cavidade torácica.*

Assim, o abdome encontra-se contido, em sua porção infraumbilical, enquanto se dilata ligeiramente, em sua porção supraumbilical, e a lordose lombar é atenuada.

Note-se que, na realidade, tais ações se sobrepõem, ou seja, a descida do centro frênico se efetua ao mesmo tempo que a coluna vertebral se erige. Consequentemente, *a descida do centro frênico é apenas relativa.*

A expiração corresponde a um retorno passivo à situação inicial (Fig. 44C). Participam desse mecanismo, que alguns denominam "elasticidade potencial de retorno", a elasticidade do parênquima pulmonar, que foi dilatado na inspiração e a elasticidade da caixa torácica e, particularmente, das cartilagens condrocostais, reforçada pela ação do músculo transverso do tórax, cujo papel definimos no parágrafo da Figura 32. A elasticidade da fáscia visceral endotorácica e de seu conteúdo vem, certamente, completar a autêntica aspiração do diafragma para cima, favorecida pelo esvaziamento dos pulmões.

Figura 44

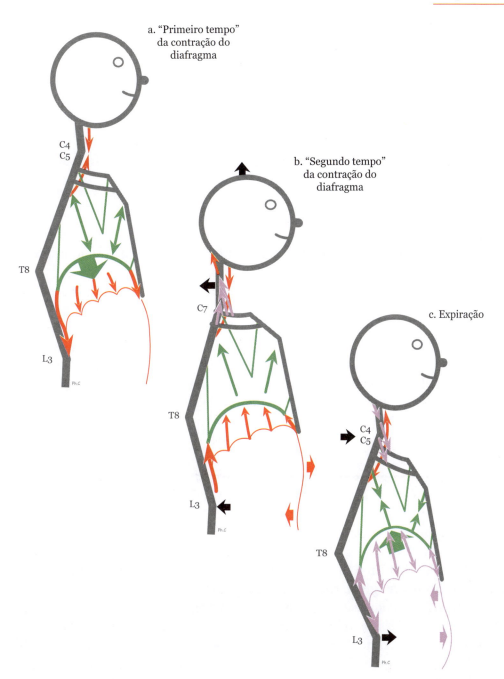

a. "Primeiro tempo" da contração do diafragma

b. "Segundo tempo" da contração do diafragma

c. Expiração

Comportamento diafragmático no mecanismo da respiração dinâmica

O abdome vê, também, seu volume modificar-se, o ventre infraumbilical relaxa, enquanto o supraumbilical, aproveitando a aspiração diafragmática supracitada, parece desinflar. As lordoses reinstalam-se, sob ação dos escalenos, na região cervical, e dos psoas, na região lombar, que haviam sido estirados pela delordose que acompanha a inspiração.

Figura 45

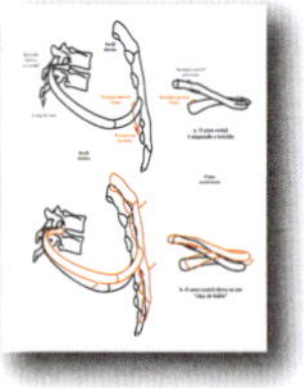

A forma das costelas permite ao diafragma aumentar os diâmetros torácicos.

O arco costal descreve um arco côncavo internamente, que faz lembrar uma alça de balde. Ele é, ainda, torcido sobre si próprio (Fig. 45A):
- *Sua extremidade proximal é mantida em rotação lateral, pelos feixes costais do* longuíssimo do tórax. *Este age sobre o pequeno braço, fazendo-o girar sobre si mesmo, o que lhe permite desempenhar um importante papel no posicionamento do grande braço* (ver *Cadeias posteromedianas*, Figura 30). As sete primeiras costelas se articulam por uma sincondrose, cada uma com uma cartilagem condrocostal, que se articula, por sua vez, com o esterno. As costelas 8 a 10 unem-se a uma mesma cartilagem.
- *A cartilagem condrocostal que prolonga o arco costal à sua extremidade distal é mantida em rotação medial pelo músculo* transverso do tórax (Fig. 32).

Portanto, o arco costal, prolongado pela cartilagem condrocostal, inscreve-se perfeitamente no esquema da torção fisiológica, previamente definido, que associa uma rotação lateral proximal a uma rotação medial distal.

A Figura 45B ilustra o deslocamento do arco costal e do esterno, sob ação do diafragma, na inspiração:
As costelas elevam-se, desdobrando-se lateralmente como uma alça de balde, o que produz um aumento do diâmetro transversal do tórax. Seguindo a suspensão da caixa torácica, *o esterno se desloca cranial e anteriormente, aumentando, ainda mais, o diâmetro vertical do tórax*, iniciado pela descida do centro frênico.

Tal movimento do esterno não deve se acompanhar de uma horizontalização. Os retos do abdome de AM, mas também o transverso do tórax, guiam seu deslocamento, mantendo-o em posição vertical ao longo de toda sua ascensão.

Dado que o maior número de alvéolos pulmonares está situado posteriormente, como cilindros de mergulho, pensamos que é importante favorecer uma respiração "nas costas".

Nesse sentido, solicitamos que nossos pacientes – ou alunos – visualizem a expansão transversal da região do dorso. Isso só é possível, de certo modo, a partir de um apoio sobre o esterno, sem contrariar, é claro, sua ascensão.

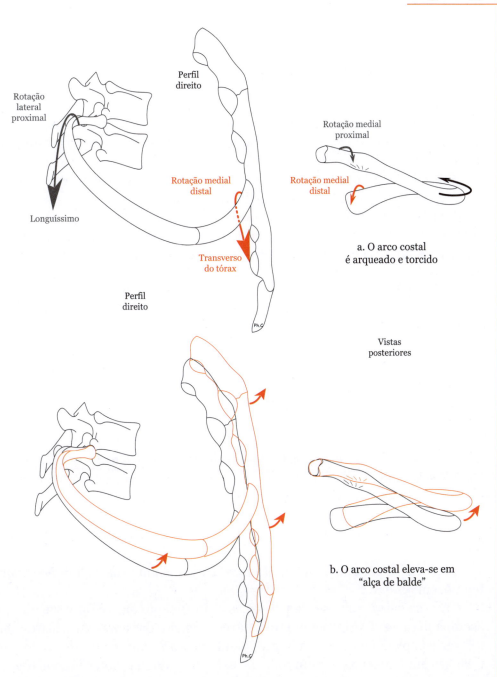

Movimentos das costelas e do esterno na inspiração dinâmica

Figura 46

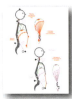 **Além de sua função respiratória, o diafragma também é agente na estática vertebral.**

O diafragma é considerado, com frequência, lordosante, o que, de fato, não é raro, sobretudo quando associado aos psoas de AP, que são sempre lordosantes.

Felizmente, ele não tem apenas maus aliados, podendo contar com o transverso do abdome para frear essa tendência natural.

Nós já precisamos a maneira como este permite *manter as fibras musculares periféricas do diafragma em posição vertical*, ao controlar a pressão intra-abdominal. O mesmo se aplica aos pilares, sob condição de que a lordose lombar seja contida, o que também depende do transverso do abdome.

No final da inspiração, o centro frênico, freado pela fáscia visceral endotorácica, torna-se ponto fixo para os pilares do diafragma, que, quando corretamente orientados, *participam do endireitamento do segmento declive inferior da coluna*.

O diafragma se comporta, então, como um parapente, facilitando a ereção vertebral.

Os psoas são levados cranialmente, pela delordose, e *recuam a articulação do quadril*.

Na expiração, PA relaxa, as lordoses reinstalam-se e o tórax se achata, bem como o segmento declive inferior. Os pilares do diafragma aproveitam a subida do centro frênico *para frear o afundamento desse segmento*.

Neste momento, o diafragma se comporta como um paraquedas.

Os psoas, levados caudalmente pelo avanço do quadril, reinstalam a lordose.

Isso explica por que Godelieve Denys-Struyf incluiu o diafragma, ao mesmo tempo, em PA e AP.

Tudo se passa como se ele participasse ativamente da ereção vertebral que acompanha a inspiração, por um trabalho concêntrico das fibras musculares, sem relaxar completamente na expiração, dando ao corpo um ponto de apoio para frear seu afundamento, por um trabalho excêntrico de suas fibras musculares.

Figura 46

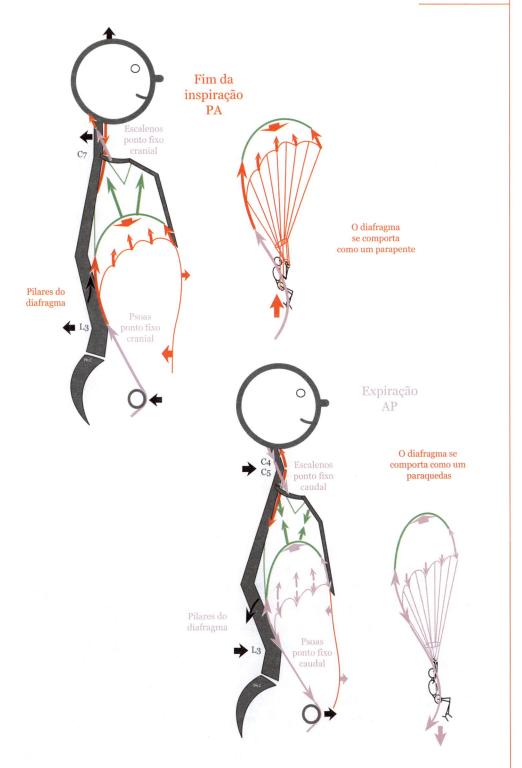

Ação do diafragma sobre a estática vertebral

Cadeias **posteroanteriores** e anteroposteriores 103

Figura 47

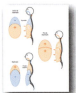

O diafragma favorece uma alternância de pressão entre as duas cavidades, abdominal e torácica.

No início da inspiração, a descida do centro frênico tem duas consequências: por um lado, cria uma depressão intratorácica, que provoca uma aspiração do ar para dentro dos pulmões; por outro, há uma compressão da cavidade abdominal, dentro da qual aumenta a pressão, na medida em que for contida pelo músculo transverso do abdome.

Ao mesmo tempo, a coluna se erige e a lordose lombar diminui. *Os músculos psoas são estirados cranialmente e suas fáscias comprimem as veias cavas laterais, que recebem as veias femurais, que drenam os membros inferiores.* Elas se jogam na veia cava, que chega ao coração.

Tal compressão, associada ao aumento de pressão na cavidade abdominal, enquanto a torácica está ainda em depressão, facilita, com certeza, a passagem do sangue venoso da cavidade abdominal para a cavidade torácica.

No fim da inspiração, estando os pulmões preenchidos de ar, *a pressão se vê mais ou menos igualada nas duas cavidades*. É neste momento que as trocas gasosas se efetuam, daí a utilidade de um lapso de tempo de apneia. As trocas entre as duas cavidades, quanto a elas, são impossíveis.

Na expiração, a subida brusca do centro frênico, ao mesmo tempo que desce o tórax, favorece uma *depressão intra-abdominal*, pelo que alguns chamam de aspiração diafragmática. Essa brusca depressão, associada à reinstalação da lordose, que permite aos psoas retomarem seu comprimento inicial, cria uma verdadeira aspiração do sangue venoso dos membros inferiores para cima. As válvulas presentes nas paredes das veias impedem o refluxo.

O que acabamos de descrever para o sangue venoso é aplicável ao sistema linfático, sendo a cisterna do quilo facilmente compressível contra a coluna vertebral, na medida em que aumenta a pressão na cavidade abdominal.

Nos pulmões, a pressão permanece na expiração, sobretudo em uma respiração dinâmica, e, mais ainda, na respiração forçada, com as paredes comprimindo as cavidades pulmonares. No entanto, é mais preciso falar de *pressão negativa*.

Concluindo, o diafragma, por sua ação, justifica plenamente a designação do grupo de músculos respiradores e pressores, do qual participa.

Relançar a ritmicidade diafragmática é, portanto, particularmente indicado, sempre que estivermos diante de transtornos circulatórios dos membros inferiores.

A postura resultante da atividade de outras cadeias pode perturbar consideravelmente a fisiologia do diafragma. Retomaremos, então, o que foi definido para cada uma das cadeias abordadas nos fascículos anteriores.

Figura 47

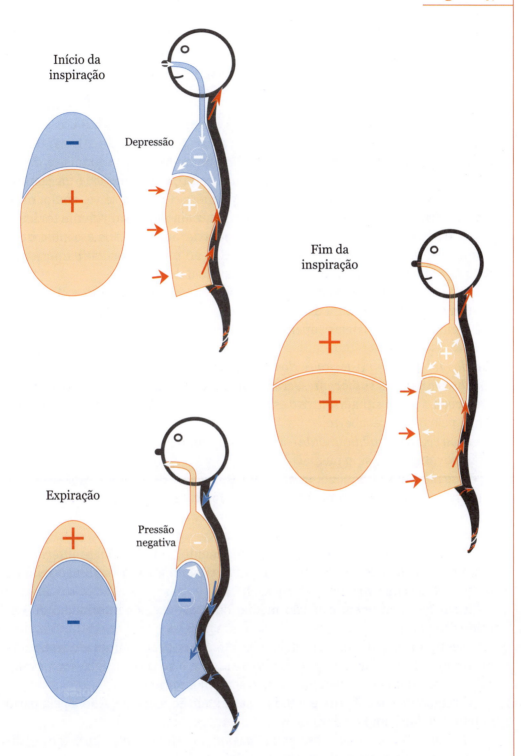

Alternância de pressão entre as duas cavidades

Cadeias posteroanteriores e anteroposteriores 105

Figura 48

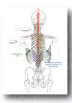 **Quando as demandas de oxigênio se tornam mais importantes, o corpo adota uma respiração dita forçada e solicita os músculos de ligação, para recrutar as cadeias PL e AL.**

Godelieve Denys-Struyf agrupou certos músculos que ligam PA às cadeias relacionais PL e AL sob a denominação de músculos de ligação. Alguns desses músculos de ligação são mistos de AP e PL, enquanto outros são mistos de AP e AL. Na prática esportiva, ou durante um esforço sustentado, é necessário ampliar o volume de ar bombeado pelos pulmões. O corpo se vê, então, obrigado a recrutar outros músculos, para aumentar ainda mais o volume torácico. Assim, os músculos ditos fixadores da escápula, levantadores da escápula e dos romboides, são recrutados para dar ponto fixo ao músculo serrátil anterior de PL, que é capaz de ampliar o diâmetro transversal do tórax.

Esses músculos são, portanto, músculos de ligação em direção a PL.

O mesmo se aplica para os músculos serráteis superiores, que podem acentuar a elevação das costelas superiores.

O músculo levantador da escápula se estende do *processo transverso de C1e dos tubérculos posteriores dos processos transversos das três ou quatro vértebras cervicais subjacentes*, cranialmente, ao ângulo superior da escápula.

Ocupa o plano situado entre o esplênio, que ele recobre, e o trapézio descendente, pelo qual é recoberto.

Leva cranial e medialmente o ângulo superior da escápula, que é submetida a um movimento de sino medial.

Esse músculo é frequentemente doloroso na área de sua inserção escapular, pois é frequentemente vítima (como o trapézio descendente de PL) *da tração do latíssimo do dorso sobre a cintura escapular, à qual se opõe.*

O músculo romboide insere-se, cranialmente, sobre a *parte inferior do ligamento nucal*, bem como sobre os *processos espinhosos da sétima cervical e das quatro ou cinco primeiras torácicas*.

Esses feixes atingem o bordo medial da escápula por intermédio de um tecido celulofibroso.

Alguns autores distinguem dois feixes: o superior, denominado romboide menor, e o inferior, denominado romboide maior. Não raro, os feixes mais inferiores prolongam-se diretamente nos do serrátil anterior.

O romboide é recoberto, em toda a sua extensão, pelo trapézio e pela parte vertebral do latíssimo do dorso.

O romboide *aproxima a escápula da coluna vertebral, elevando-a e imprimindo, nela, um movimento de sino medial.*

Pela orientação que impõem à escápula, esses dois músculos permitem que o serrátil anterior de PL tome ponto fixo sobre ela para aumentar o diâmetro transversal do tórax, sobretudo em sua porção caudal.

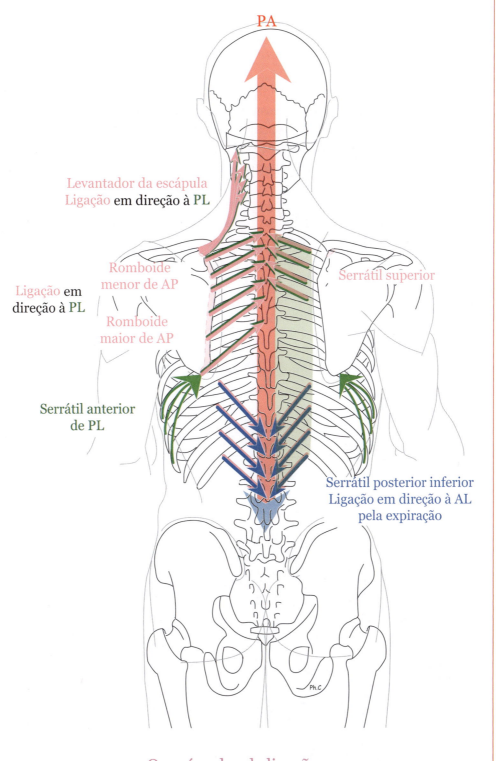

Os músculos de ligação
entre PA e as cadeias do eixo horizontal

Cadeias **posteroanteriores** e anteroposteriores 107

O serrátil superior está situado sob o romboide, adotando mais ou menos a mesma direção de fibras.

Ele se insere sobre a *parte inferior do ligamento nucal e no ápice dos processos espinhosos das vértebras de C7 a T3.*

Atinge, caudalmente, por *quatro digitações*, o *bordo superior e a face lateral das costelas 2 a 5.*

Liga-se a seu homólogo inferior, que estudamos com as cadeias anterolaterais, por uma aponeurose que se estende sobre todo o espaço que os separa, da coluna às costelas. Esses dois músculos, assim conectados por essa aponeurose, recobrem os músculos das goteiras vertebrais, como para melhor mantê-los no lugar. O serrátil superior é perfeitamente capaz de *ampliar a elevação das costelas sobre as quais se insere.*

O serrátil posterior inferior, previamente associado às cadeias anterolaterais, é bem mais suscetível a induzir o fechamento das quatro últimas costelas, na expiração forçada. Ele seria, portanto, misto de AP e AL.

O grupo dos músculos ajustadores e reguladores dos centros de gravidade AP

Os músculos do grupo dos sentinelas são verdadeiros ligamentos ativos das articulações intervertebrais. Os do grupo dos ajustadores e reguladores dos centros de gravidade os completam, buscando manter o alinhamento entre as três massas (cefálica, torácica e pélvica), ou mesmo restabelecê-lo, quando outras cadeias, em excesso, comprometem-no.

Estudaremos os músculos que compõem esse grupo por afinidade de ação. Abordaremos sucessivamente os esplênios, no pescoço, depois os quadrados do lombo, na pelve.

Em seguida, iremos debruçar-nos sobre os escalenos e os psoas.

Figura 49

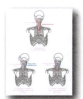

Os esplênios participam do equilíbrio da massa cefálica sobre a massa torácica, particularmente no plano frontal.

O esplênio recobre o semiespinal de PM e compreende duas partes (Fig. 49A):

- O esplênio da cabeça se estende da *parte caudal do ligamento nucal e dos processos espinhosos de C7 a T3 até a escama occipital e a vizinhança do processo mastoide*. Ele recobre a parte cranial do esplênio do pescoço.

Ele leva a cabeça em *inclinação homolateral*, no plano frontal, mas também *em extensão*, no plano sagital e *em rotação homolateral*, no plano horizontal.

Encontra-se frequentemente reativo ao esternocleidomastoideo contralateral, conforme ilustrado na Figura 49B.

- O esplênio do pescoço se estende dos *processos espinhosos de T3 e T4 aos processos transversos de C2 e C1*.

Embora não se insira na cabeça, parece estar bem posicionado para comportar-se como uma defesa convexitária lateral da coluna cervicotorácica (Fig. 49C).

Figura 49

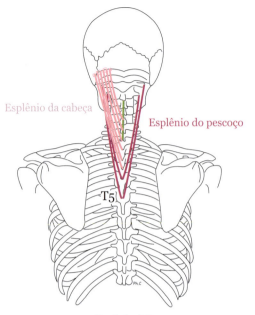

a. Os dois feixes do músculo esplênio

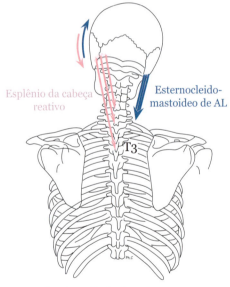 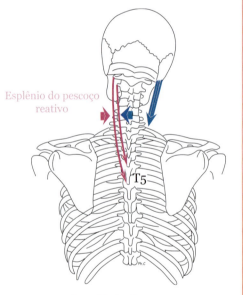

b. O esplênio da cabeça se opõe à inclinação contralateral da cabeça

c. O esplênio do pescoço se opõe à convexidade lateral do pescoço

Os músculos esplênios

110   Philippe Campignion

Figura 50

O quadrado do lombo participa do equilíbrio das massas torácica e pélvica, uma em relação à outra.

O quadrado do lombo insere-se *caudalmente sobre o lábio interno da crista ilíaca e o ligamento iliolombar*.

As fibras mais laterais atingem, verticalmente, a décima segunda costela, enquanto as fibras mais mediais atingem o ápice *dos processos transversos das quatro primeiras lombares* (Fig. 50A).

À frente das fibras situadas posteriormente, outras fibras se destacam da décima segunda costela, para chegar aos ápices dos *processos transversos das duas ou três últimas vértebras lombares*. Estes últimos são bem menos carnosos que os precedentes.

Trabalhando em sincronia, **os quadrados do lombo mantêm o alinhamento entre a massa torácica e a massa pélvica.**

Unilateralmente, a descrição clássica do quadrado lombar estabelece que ele seria responsável pela *inclinação lateral da coluna lombar* a partir de um ponto fixo ilíaco. Isso é válido para a dinâmica, porém, na estática, a tensão nesse músculo promove muito mais uma **convexidade lombar homolateral** (Fig. 50B), uma vez que o resto do corpo compensa a inclinação lateral lombar, para restabelecer a horizontalidade das massas subjacentes.

No decúbito dorsal, ele muda de ponto fixo e, a partir de um ponto fixo torácico, **eleva a hemipelve**. Ainda quando trabalha sozinho, unilateralmente, *um quadrado do lombo* **pode rodar as vértebras lombares para o seu lado**, *fazendo aparecer uma gibosidade no plano sagital* (Fig 50C).

Consideramos esse músculo um autêntico **ligamento ativo** do ligamento iliolombar, que se estende da crista ilíaca posterior e medialmente aos processos transversos de L5 e L4, e com o qual mantém relações muito estreitas.

Pela nutação ilíaca que instala, uma PL tensiona esse ligamento no plano sagital, o que frequentemente provoca uma reatividade do quadrado do lombo homolateral, capaz de reaproximar suas inserções, *fechando o ângulo iliolombar*. Isso se dá mais frequentemente *à esquerda*, lado em que PL domina. A aparência de uma "grande anca" do lado oposto é típica de uma tensão no quadrado do lombo (Fig. 50B).

Uma AM que abre a asa ilíaca em cima tensiona, igualmente, o ligamento iliolombar no plano frontal, mas, desta vez, é à direita que isso se dá. Neste caso, encontraremos também uma gibosidade no plano sagital e uma convexidade no plano frontal, porém à direita, lado em que AM domina (ver Tomo 1 das cadeias do eixo vertical – as cadeias anteromedianas –, Fig. 36).

Em ação bilateral, os quadrados do lombo podem, a partir de um ponto fixo ilíaco, instalar uma inversão de curva lombar (Fig. 50C). Isso é comum em sujeitos que funcionam com AM e PL excessivas: a pelve, mantida em retroversão, dá ponto fixo aos quadrados do lombo, que aferrolham a coluna lombar.

Ao contrário, numa tipologia PA-AP, que favorece a hiperlordose e a anteversão da pelve, os quadrados do lombo tomam ponto fixo sobre a caixa torácica e confirmam **a anteversão dos ossos ilíacos**. Certamente, é por essa razão que alguns autores atribuem-lhes uma ação lordosante. De minha parte, atribuo tal ação muito mais aos psoas, ou mesmo aos latíssimos do dorso.

Figura 51

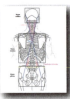

Podemos estabelecer uma correlação entre a ação dos músculos quadrados do lombo e esplênios e as linhas centrais posteriores descritas por Littlejohn na osteopatia.

Já tivemos a ocasião de falar das linhas de força da coluna vertebral, descritas por Littlejohn, associando a linha de gravidade anteroposterior à ação dos músculos do grupo dos sentinelas do eixo vertical (Fig. 26).

Ele descreveu outras, ainda, como as linhas centrais posteriores, que, no plano frontal, *unem a parte escamosa do temporal, de um lado, ao centro de pressão da articulação do quadril oposto*. Essas duas linhas, que se cruzam no plano frontal, confundem-se no plano sagital, parecendo tratar-se de apenas uma, *estendendo-se da parte posterior do forame magno, posterior e superiormente, até as articulações dos quadris sobrepostas, inferior e anteriormente*.

Elas **se cruzam à frente de T4, que ocupa uma posição estratégica nos processos de reequilíbrio.**

Na opinião de Godelieve Denys-Struyf, **tais linhas seriam, de fato, linhas de força, que materializariam a ação dos músculos esplênios e quadrados do lombo no plano frontal.**

Retornaremos a esse tema no fim do capítulo.

Figura 52

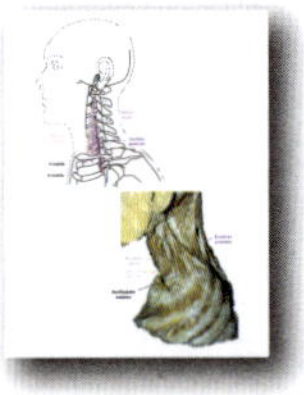

Os escalenos também participam dos processos de reequilíbrio do corpo.

Em geral, os escalenos são descritos em três feixes distintos: anterior, médio e posterior.

O escaleno anterior insere-se sobre *os tubérculos anteriores dos processos transversos das terceira, quarta, quinta e sexta vértebras cervicais*.

Esses feixes se unem e seguem no sentido caudal, anterior e ligeiramente lateral, para fixar-se sobre *a face cranial da primeira costela (tubérculo do músculo escaleno anterior)*.

Figura 50

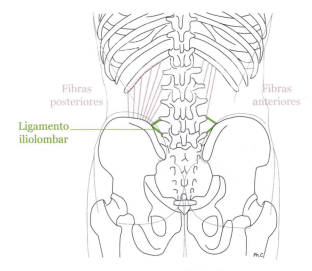

a. O quadrado do lombo vista posterior

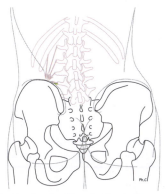

b. A atitude dita de "grande anca" induzida pelo quadrado do lombo esquerdo

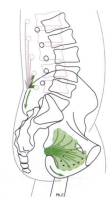

c. No plano sagital o quadrado do lombo pode instalar uma delordose

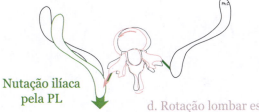

d. Rotação lombar esquerda pelo quadrado do lombo esquerdo

O músculo quadrado do lombo

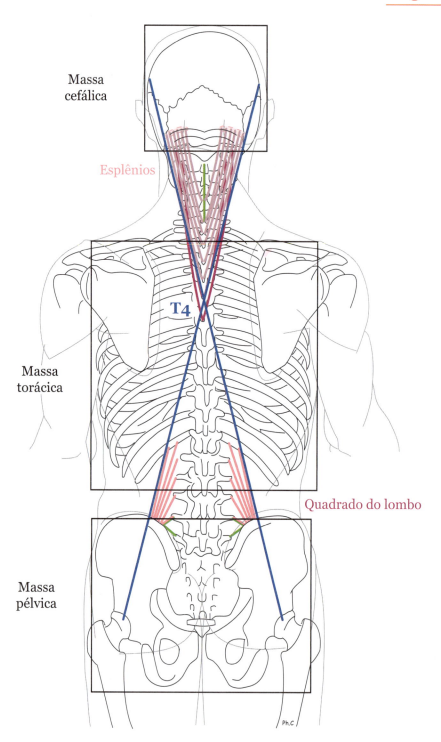

Relação entre os músculos esplênios e quadrado do lombo
e as linhas centrais posteriores de Littlejohn
Segundo G.D.S.

Figura 52

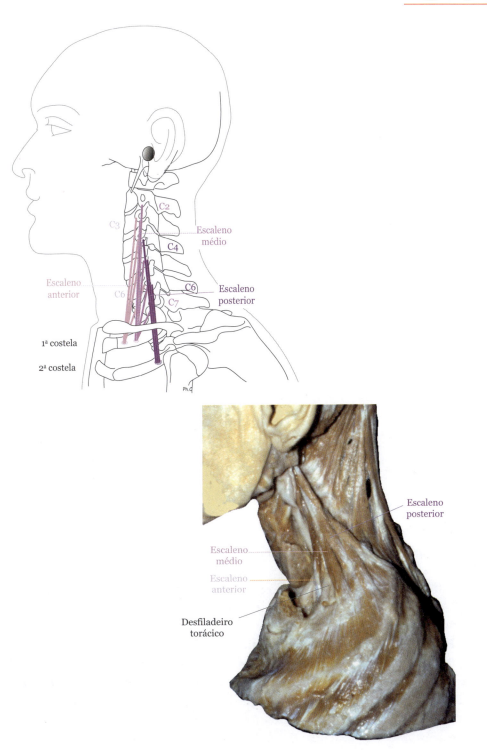

Os escalenos

O escaleno médio insere-se sobre *os tubérculos anteriores e o bordo lateral da goteira transversária das segunda, terceira, quarta, quinta e sexta vértebras cervicais, bem como sobre o processo transverso da sétima.*

Tais feixes se unem para atingir, caudal, lateral e ligeiramente anteriormente, *a face superior da primeira costela, posterior e lateralmente ao precedente.*

O escaleno médio se separa progressivamente, de cima a baixo, do escaleno anterior, para formar **um espaço triangular que dá passagem à artéria subclávia e ao plexo braquial**. O espasmo desses músculos pode provocar aquilo que se costuma denominar **síndrome do desfiladeiro torácico**.

O escaleno posterior insere-se sobre *os tubérculos posteriores dos processos transversos das quarta, quinta e sexta vértebras cervicais*. Confunde-se, sobretudo em sua parte cranial, com o escaleno médio, ao ponto de certos autores agruparem-nos sob a designação de escaleno posterior, descrevendo somente dois escalenos, anterior e posterior.

Entretanto, ele desce mais caudalmente que os dois outros, dado que se fixa sobre a face superolateral da segunda costela.

Figura 53

Os pré-vertebrais de PA e **os escalenos de AP são antagonistas e se ativam de forma rítmica ao sabor da respiração.**

Os escalenos são, geralmente, descritos como *elevadores dos dois primeiros arcos costais, a partir de um ponto fixo sobre a coluna vertebral. Participam, portanto, da inspiração*, conforme já tivemos a oportunidade de detalhar nos mecanismos da respiração dinâmica.

Classicamente, atribui-se-lhes uma ação de inclinação lateral, quando trabalham unilateralmente. Segundo a descrição de Testut, eles impactam as vértebras, umas sobre as outras, e enrijecem a coluna cervical em sua globalidade, ao trabalhar bilateralmente.

Penso que eles se conduzem como autênticos estais[2] da coluna cervical. **Numa coluna em que os suportes anterior AM e posterior PM estão em equilíbrio, a partir de um ponto fixo costal, os escalenos anteriores parecem-nos ser aqueles mais bem posicionados para ocupar a função de guardiões da lordose cervical, cujo ápice Godelieve Denys-Struyf situou em C4-C5.** Essa ação parece-me evidente para os escalenos anteriores e médios, bem menos para os escalenos posteriores. G.D.S. incluía, igualmente, o escaleno anterior na cadeia AM. De minha parte, eu o

---

2 N.T. Na terminologia náutica, refere-se aos cabos que sustentam e equilibram, sinergicamente, o mastro de uma embarcação à vela. Campignion utiliza-se, regularmente, dessa analogia, comparando os músculos escalenos, quadrados do lombo e psoas a estais, respectivamente, para a coluna cervical e lombar.

Figura 53

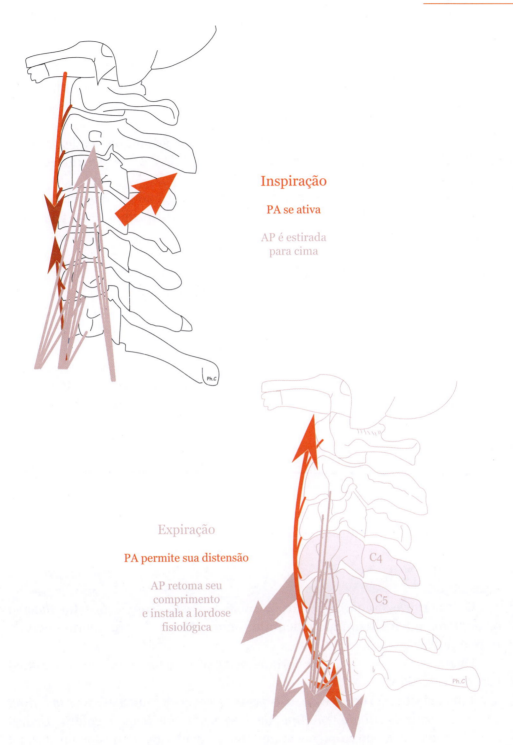

Inspiração

PA se ativa

AP é estirada para cima

Expiração

PA permite sua distensão

AP retoma seu comprimento e instala a lordose fisiológica

Ritmicidade cervical associada à respiração

considero plenamente de AP, embora frequentemente suscetível a associar-se a uma AM, para recuperar o equilíbrio do pescoço, em um terreno AM cifosado no nível torácico.

Entretanto, a lordose, da qual os escalenos são os guardiões, não é fixada e é influenciada pelo jogo de alternância que se dá entre PA e AP na respiração:

- Na inspiração, quando PA se ativa, eles se beneficiam da ereção vertical, induzida pelos músculos pré-vertebrais (Fig. 53A), e *"despertam" os dois primeiros arcos costais*.
  Há uma expansão do escaleno anterior em direção ao domo pleural. Portanto, esse músculo não somente "desperta" as duas primeiras costelas, mas tensiona, também, a pleura.

- Na expiração, os escalenos, previamente estirados, *retomam seu comprimento inicial e reinstalam a lordose fisiológica* (Fig. 53B).
  No meu ponto de vista, os escalenos anteriores são, pela orientação de seus feixes, aqueles em melhor posição para desempenhar tal tarefa. Isso explicaria, talvez, por que **os bloqueios de primeira costela** são encontrados, com muita frequência, sobre colunas em inversão de curva. Ao não conseguirem mais reinstalar a lordose na expiração, os escalenos tornam-se reativos, invertem seu ponto fixo e tracionam, de forma permanente, a primeira costela, que termina por subluxar-se.

Figura 54

Os esplênios e esternocleidomastoideos se ocupam da cabeça, enquanto os escalenos são os estais da coluna cervical.

Os esternocleidomastoideos e os esplênios estão implicados no *sistema oculomotor* e participam ativamente da *manutenção da horizontalidade da massa cefálica*.

Quanto aos escalenos, comportam-se como verdadeiros *estais da coluna cervical* (Fig. 54A).

Em uma situação de excesso, não raro os esternocleidomastoideos *achatam a coluna cervical e, ainda por cima, de maneira assimétrica*. A coluna cervical se vê forçada a compensar tal achatamento, particularmente nos planos frontal e horizontal. Apresenta, então, uma convexidade lateral no plano frontal.

Os escalenos encontram-se em situação de desequilíbrio, o que os obriga a partilhar o território. É na coluna cervical, de C2 a C6, que sua marca será mais forte.

Mitchell dizia que *as lesões de grupo são comuns nessa parte da coluna cervical, e que isso se deve, certamente, aos escalenos*.

Figura 54

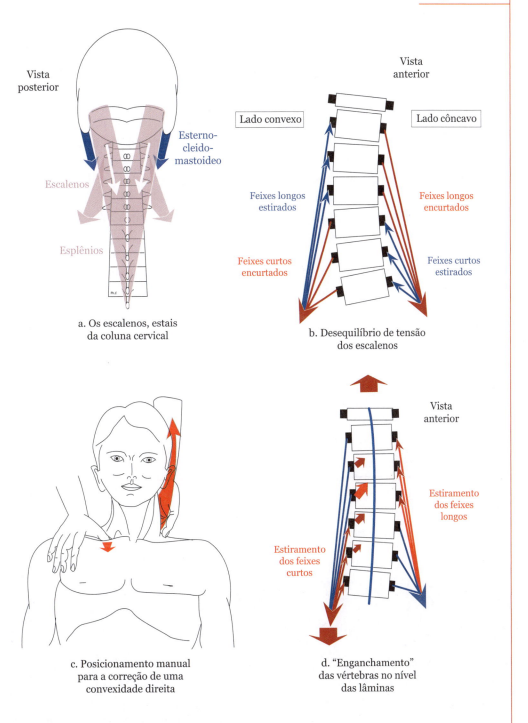

a. Os escalenos, estais da coluna cervical

b. Desequilíbrio de tensão dos escalenos

c. Posicionamento manual para a correção de uma convexidade direita

d. "Enganchamento" das vértebras no nível das lâminas

Os escalenos são os estais da coluna cervical

Cadeias **posteroanteriores** e anteroposteriores

Diante de uma coluna que apresenta uma convexidade no plano frontal, que, no meu exemplo, está à direita, Françoise Mézières inclinava a coluna para a esquerda, provavelmente acusando os feixes longos dos escalenos esquerdos de haver inclinado a coluna para seu lado (Fig. 54B). Outros autores aconselham incliná-la para a esquerda, parecendo considerar os feixes curtos dos escalenos direitos culpados (Fig. 54B).

Levei muito tempo para concluir que todos tinham razão em parte, mas que o problema era um pouco mais complexo. Se nos debruçamos mais profundamente sobre essa coluna (Fig. 54B), chegamos à conclusão de que **os escalenos dos dois lados estão implicados:**

- **do lado da convexidade:** os feixes mais curtos estão encurtados, enquanto os feixes mais longos estão estirados.
- **do lado da concavidade:** os feixes mais longos estão encurtados, enquanto os feixes mais curtos estão estirados.

Tal constatação tem grande importância para que possamos corrigir esse tipo de desequilíbrio cervical. É evidente que será necessário, previamente, corrigir a massa cefálica, após corrigir a pelve, que é o mais frequente ponto de partida desse processo de desestruturação. Como dizia Godelieve Denys-Struyf, "globalidade obriga". Contudo, no nível cervical, a única solução para corrigir a concavidade no plano frontal é, em vez de inclinar a cabeça e o pescoço para um lado, tracionar diretamente sobre as vértebras ápice da concavidade, mantendo um fundo de tração no eixo.

A Figura 54C ilustra o posicionamento manual para essa técnica de correção. *É muito importante fixar a primeira costela, antes de submeter os escalenos à tensão, para evitar qualquer risco de subluxação no sentido cranial.*

A Figura 54D ilustra o "enganchamento" no nível das lâminas das vértebras, utilizado por Françoise Mézières, para trazer as vértebras de volta ao alinhamento, ou mesmo mais além.

Figura 55

Os escalenos podem estar igualmente implicados nos bloqueios em rotação da coluna cervical.

Não é raro encontrar uma coluna cervical média fixada em rotação pelos escalenos.

A Figura 55A refere-se à associação de um escaleno anterior à direita e um escaleno posterior à esquerda, na rotação esquerda das vértebras cervicais.

Essa marca reveladora de um desequilíbrio tensional entre os escalenos direito e esquerdo é facilmente evidenciada pela palpação dos tubérculos anteriores dos processos transversos das cervicais, como ilustrado na **Figura 55B**.

Figura 55

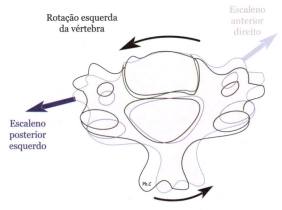

a. Os escalenos fazem a rotação da coluna cervical

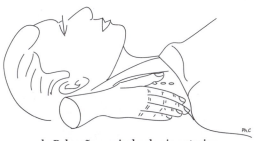

b. Palpação cervical pela via anterior

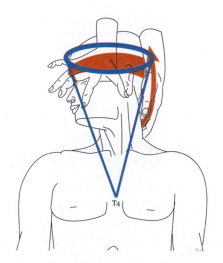

c. Posicionamento das mãos para corrigir uma rotação da coluna cervical

Os escalenos podem bloquear a coluna cervical em rotação

A **Figura 55C** mostra como Françoise Mézières corrigia essa marca, levando a coluna na rotação inversa ao bloqueio e enganchando as vértebras que se recusam a acompanhar essa rotação, para obrigá-las a fazê-lo, alongando, assim, os responsáveis.

A rotação da cabeça não pode acontecer sem a rotação das vértebras da coluna cervical, bem como das primeiras torácicas. É evidente que tal rotação vertebral decresce progressivamente até T4.

O princípio de Françoise Mézières é simples: basta obrigar as vértebras recalcitrantes, por meio do enganchamento, a girar com as outras, para alongar os músculos responsáveis, no caso, sobretudo os escalenos.

Figura 56

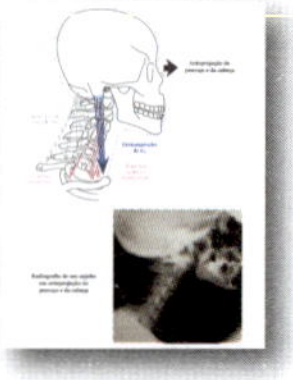

A projeção anterior do pescoço e da cabeça é uma marca característica de uma tensão dos escalenos ao tomarem ponto fixo embaixo.

As combinações entre AL e AP são frequentes. Nessas situações, AL força AP a tomar *ponto fixo embaixo e a reforçar o achatamento* induzido por AL.

A atitude geral resultante é astênica. AL, retraída na região dos quadris e abdome, fixa o tórax em posição de expiração, o que obriga os escalenos a tomar ponto fixo embaixo. *Eles fixam, então, a coluna cervical caudal e anteriormente*, enquanto os esternocleidomastoideos ocupam-se da cabeça, levando-a em *báscula posterior*.

Tal posição do pescoço é frequentemente confundida com uma lordose, sendo os músculos posteriores (semiespinal e longuíssimo da cabeça) erroneamente acusados, ainda mais porque, não raro, eles intervêm, de forma reativa, para restabelecer a boa orientação do olhar.

Figura 57

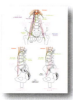

Os músculos iliopsoas são de AP e apresentam grandes semelhanças com os escalenos.

Estudaremos separadamente a porção psoas e a ilíaca desse músculo, começando pelo psoas.

As inserções superiores deste músculo plurifasciculado são relativamente complexas:
- Seus feixes mais anteriores (Fig. 57B) inserem-se sobre *as faces laterais do corpo da décima segunda vértebra torácica, bem como das quatro primeiras lombares, por arcadas fibrosas, cujas extremidades fixam-se sobre os*

Figura 56

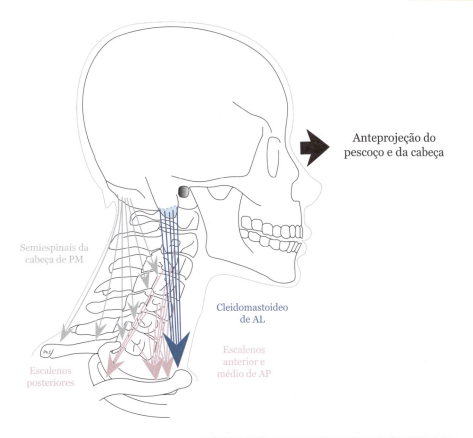

Anteprojeção do pescoço e da cabeça

Semiespinais da cabeça de PM

Cleidomastoideo de AL

Escalenos posteriores

Escalenos anterior e médio de AP

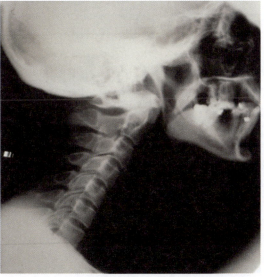

Radiografia de um sujeito em anteprojeção do pescoço e da cabeça

Anteprojeção da cabeça e do pescoço
pelos escalenos e esternocleidomastoideos

Cadeias posteroanteriores e anteroposteriores 123

bordos superior e inferior dos corpos vertebrais e do disco intervertebral compreendido entre eles.

- Seus feixes mais posteriores (Fig. 57C) inserem-se *na face anterior dos processos transversos das quatro primeiras vértebras lombares.*

Esses feixes distintos reagrupam-se, dirigindo-se caudal, anterior e lateralmente, para atingir a *face posterior do trocânter menor.*

O psoas recobre a face posterior da cavidade abdominal, anteriormente ao quadrado do lombo, do qual se separa por um folheto oriundo da aponeurose do músculo transverso (ver Fig. 29).

Relaciona-se, ainda, com o músculo diafragma, em sua parte cranial, pois se entremeia pela primeira arcada desse músculo, que se estende do pilar até o processo transverso de L1, e porta o nome de ligamento arqueado medial.

Em seguida, ele passa sob o ligamento inguinal, ao qual sua aponeurose está intimamente ligada, e *reflete-se, quase em ângulo reto, sobre o ramo superior do púbis*, em um sulco certamente esculpido por ele, que porta seu nome (Fig. 57 B e C).

Após juntar-se ao ilíaco, *passa anteriormente à articulação do quadril e à cabeça do fêmur, da qual se separa por uma bursa serosa, dita* iliopectínea (Fig. 57A).

Sua inserção terminal é bem atrás, na *parte posterior do trocânter menor* do fêmur (Fig. 57A).

Há, ainda, o habitualmente chamado psoas menor:

Nasce da parte caudal *da face lateral da décima segunda vértebra torácica, da primeira lombar e do disco intervertebral correspondente.*

Atinge o ligamento inguinal, *por um tendão que se propaga em sua extremidade. Este se fusiona, igualmente, com a fáscia ilíaca, que recobre o iliopsoas anteriormente* (Fig. 57A). Ele envia uma expansão sobre o bordo anterior da eminência iliopúbica do osso ilíaco.

O psoas mantém estreitas relações com ramos do plexo lombar e o tronco simpático. Ele é até mesmo atravessado pelos nervos cutâneo femoral lateral e genitofemoral. As ramificações do plexo lombar insinuam-se entre sua parte superficial e sua parte profunda. Isso explica a frequência de cruralgias que encontram solução na liberação do psoas. É preciso, contudo, evidentemente, reinserir tudo isso em um contexto mais global, pois, inúmeras vezes, a tensão dos psoas é reativa a uma inversão de curva lombar, por AM, ou mesmo por uma associação AM-PL.

Figura 57

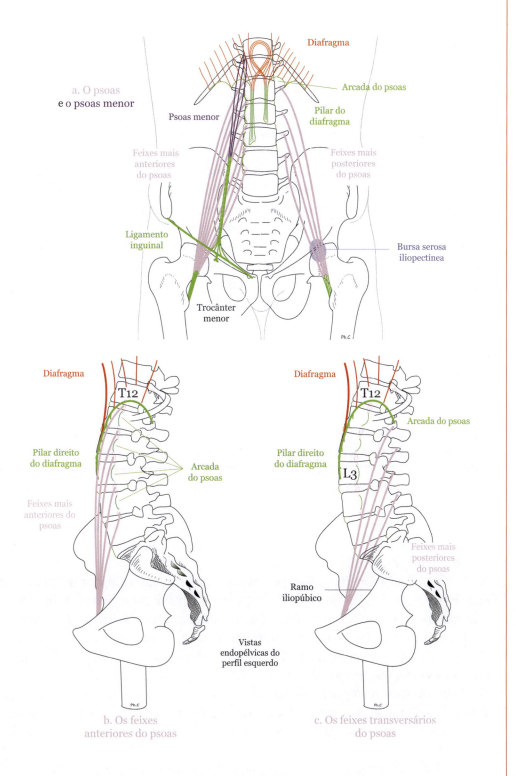

a. O psoas e o psoas menor

b. Os feixes anteriores do psoas

c. Os feixes transversários do psoas

Vistas endopélvicas do perfil esquerdo

O músculo psoas

Cadeias posteroanteriores e anteroposteriores   125

Figura 58

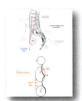 **O equilíbrio da alavanca lombossacral depende da complementaridade entre PM e AP.**

Tivemos a oportunidade de abordar esse assunto no fascículo consagrado à PM (Fig. 19 e 47), em que detalhamos a ação do glúteo máximo no equilíbrio ortostático, que caracteriza o humano.

A alavanca lombossacral está posicionada *em falso entre os ossos ilíacos*, ainda mais porque sustenta o peso da coluna vertebral. O equilíbrio, aí, é precário e depende do antagonismo complementar entre PM e AP. PM, posteriormente, tem por função *frear a queda para frente*; AP, anteriormente, é representada sobretudo pelos psoas, encarregados de *manter a lordose fisiológica centrada em L3, estando, todavia, sob controle* do músculo transverso do abdome de PA, que desempenha, nesta região, o papel de defesa convexitária, da mesma forma, aliás, que o quadrado do lombo.

O mínimo desequilíbrio expõe as articulações sacroilíacas ao risco de fragilização.

Os glúteos máximos ancoram o sacro em boa posição entre os ilíacos, o que corresponde a uma inclinação da linha de orientação do sacro a um ângulo de 51° em relação à vertical.

A tração caudal que exercem sobre o conjunto fibroso que os recobre, denominados atualmente parte caudal dos eretores da raque, e sobre a aponeurose lombar que lhes dá continuidade fornecerá um ponto fixo caudal à parte lombar do músculo longuíssimo, para frear a queda para a frente da alavanca lombossacral (Fig. 58A).

Isso é especialmente importante para o segmento proclive da coluna vertebral, que, por definição, está sujeito à flexão anterior, sob efeito da gravidade e do desequilíbrio anterior do tronco.

Os psoas são considerados, por alguns autores, delordosantes, o que me parece impossível, levando-se em conta a orientação de suas fibras. A dissecção, bem como diferentes montagens sobre modelos esqueléticos, livrou-me de quaisquer dúvidas. Os psoas são inteiramente **lordosantes**. Godelieve Denys-Struyf os qualificava como **guardiões da lordose lombar fisiológica, cujo ápice deveria estar em L3.**

Encontramos a semelhança da ação entre os escalenos e os psoas, previamente evocada. Eles são, de certa maneira, *os tensores dos arcos* da coluna vertebral. Os escalenos ocupam-se do arco superior e os psoas, do arco inferior (Fig. 58B).

A PA é seu antagonista, com o longo do pescoço, *defesa convexitária* da lordose cervical, e o transverso do abdome, para a lordose lombar.

Figura 58

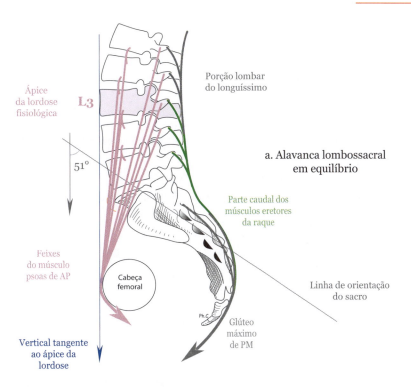

a. Alavanca lombossacral em equilíbrio

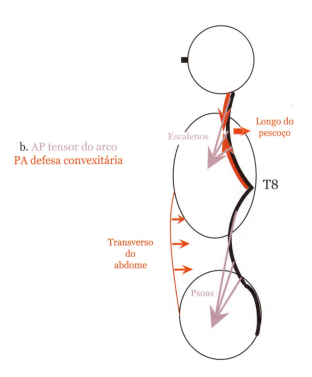

b. AP tensor do arco
PA defesa convexitária

O músculo psoas

Cadeias posteroanteriores e anteroposteriores

Figura 59

Como os escalenos, no nível cervical, os psoas e quadrados do lombo se comportam como verdadeiros estais da coluna lombar.

Descrevemos com precisão o papel de estais, desempenhado pelos três escalenos na coluna cervical, então que papel seria este na região lombar?

É tentador comparar o escaleno anterior à parte mais superficial do músculo psoas e o escaleno médio à sua parte mais profunda.

Eles favorecem a lordose, respectivamente cervical e lombar.

Por sua orientação de fibras e suas inserções, os feixes iliolombares do quadrado do lombo apresentam importantes similaridades com o escaleno posterior.

Ambos promovem o recuo das vértebras sobre as quais se fixam, *favorecendo*, por conseguinte, *sobretudo a delordose*.

Tais como estais de um mastro de veleiro, **só se veem em equilíbrio quando o mastro está erigido de forma retilínea. Se um único de seus estais exerce a mínima tomada de poder, todos os outros sofrem repercussões.**

É isso que ocorre nas atitudes escolióticas lombares, cujo mecanismo precisaremos a seguir.

Figura 60

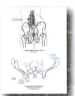

O esquema assimétrico pélvico tem repercussões sobre os estais da coluna lombar.

O esquema assimétrico fisiológico da pelve, que evidenciamos nos tomos precedentes, pode agravar-se e tornar-se desorganizante, sob ação de PM, que "desancora" o sacro.

A PL aproveita para acentuar *a nutação do osso ilíaco do lado esquerdo*, onde é potencialmente mais ativa. Tal nutação excessiva, somada à horizontalização e desancoragem do sacro, tensiona o ligamento iliolombar esquerdo e seu ligamento ativo, o quadrado do lombo (1). Este último aumenta seu tônus em reação, levando as vértebras lombares em *rotação e translação homolateral*. Aparece, então, uma *gibosidade lombar à esquerda*, simultaneamente nos planos horizontal e frontal (Fig. 60A).

Figura 59

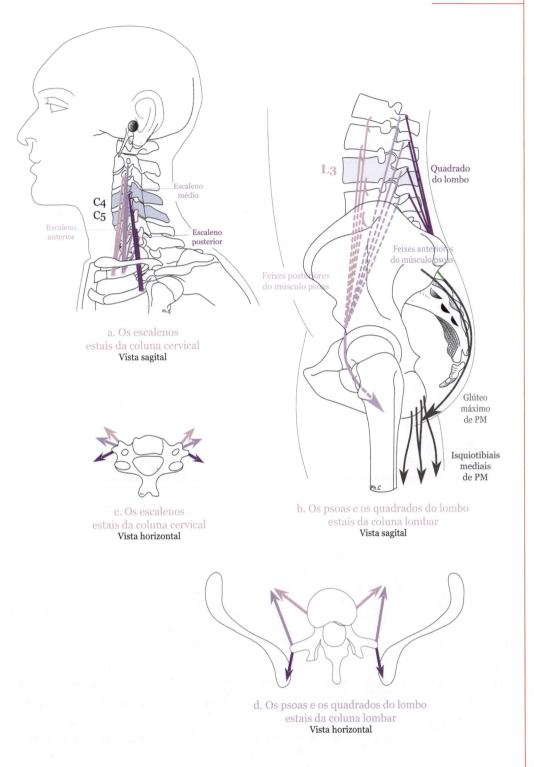

a. Os escalenos estais da coluna cervical
Vista sagital

b. Os psoas e os quadrados do lombo estais da coluna lombar
Vista sagital

c. Os escalenos estais da coluna cervical
Vista horizontal

d. Os psoas e os quadrados do lombo estais da coluna lombar
Vista horizontal

Os estais da coluna vertebral

Cadeias posteroanteriores e anteroposteriores 129

Os demais estais devem, portanto, compor com esse quadrado do lombo encurtado (Fig. 60B):

O psoas esquerdo (2), contrariado no plano horizontal pela rotação vertebral à esquerda, compensa, *associando-se ao* quadrado do lombo esquerdo *no plano frontal*, o que não faz nada mais do que agravar a convexidade esquerda nesse mesmo plano.

O psoas direito (3) associa-se ao quadrado do lombo esquerdo e *confirma a rotação lateral para a esquerda*.

O quadrado do lombo direito (4), contrariado no plano horizontal pela rotação vertebral à esquerda, muda de ponto fixo e, tomando-o sobre as vértebras, associa-se ao latíssimo do dorso direito, de AL, *confirmando a contranutação do ilíaco*.

Assim, a reação dos estais da coluna lombar, induzida pela distorção pélvica, conduz ao aparecimento de uma atitude escoliótica lombar esquerda.

A atitude resultante é característica de inúmeros casos de lombalgias, que atribuímos, portanto, na maioria das vezes, a uma reação de defesa, diante de uma distensão do ligamento iliolombar. A lesão primária não é o bloqueio, mas, ao contrário, a lassidão da articulação sacroilíaca, instabilizada pelas forças nutantes PL e PM. Godelieve Denys-Struyf falava de **lumbago pélvico**. Uma vez tornada crônica, tal atitude pode ser qualificada como **atitude escoliótica lombar esquerda** (Fig. 60A).

Notemos que, embora o processo evolutivo sugira uma etiologia mais complexa, o mecanismo parece o mesmo das escolioses lombares maiores.

Figura 61

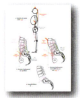

Em caso de escalada de tensão entre PA e AP, os psoas se associam ao diafragma e instalam uma hiperlordose.

No início desta obra, precisamos que PA e AP formam uma dupla de tensão recíproca. O equilíbrio entre essas duas estruturas só é possível, portanto, na alternância da regulagem entre ambas. No excesso, elas se separam e entram em competição (Fig. 61A).

O diafragma bloqueia-se em inspiração, exercendo uma tração permanente sobre a fáscia visceral endotorácica, fixada cranialmente pela ereção cervicotorácica, e *empurrando exageradamente a massa visceral*, que o músculo transverso *não é mais capaz de conter. As fibras do diafragma tendem, então, para a horizontalização, não tardando a tornar-se lordosante* (Fig. 61C), o que é ainda mais facilitado porque, neste caso, ele encontra perfeitos aliados nos

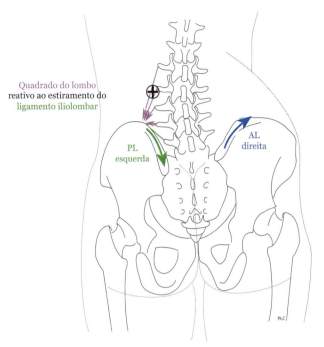

a. Atitude escoliótica lombar esquerda
Vista posterior

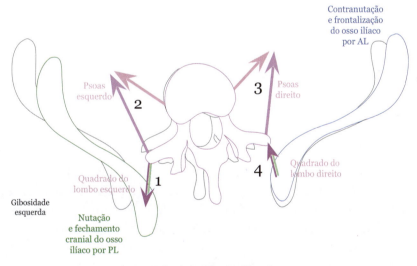

b. Estais lombares desequilibrados
pelo desequilíbrio pélvico
No plano horizontal

**Repercussão da assimetria pélvica
sobre os estais da coluna lombar**

psoas de AP. De fato, como sempre ocorre em situações como essa, a AP, vítima do excesso de PA, vai se recuperar em outra região do corpo. No caso presente, a região lombopélvica.

Cada inspiração é acompanhada de um aumento da lordose, que logo se torna hiperlordose, sendo qualificada como diafragmático-psoítica.

O ápice da lordose situa-se, fisiologicamente, em L3. Quando há escalada de tensão entre PA e AP, ele passa para L2, ou mesmo L1.

L5 está em flexão sobre S1, o que é revelado pelo *aumento do ângulo lombossacral para além dos 130°*, que constituem seu valor ideal (Fig. 61 B e C). Obtém-se esse ângulo a partir do cruzamento entre uma tangente ao bordo anterior de L5 e outra ao bordo anterior de S1.

PM não mais consegue manter a pelve em boa posição, o sacro é levado cranialmente e toda a pelve bascula anteriormente, sob efeito da tração dos iliopsoas.

Isso agrava a situação "em falso" da alavanca lombossacral e constitui um terreno favorável para a subluxação anterior de L5 sobre S1, para não dizer a espondilolistese (Fig. 61D).

Figura 62

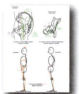 **Os músculos iliopsoas são defesa convexitária das articulações do quadril e participam da sua coaptação.**

O tendão terminal dos iliopsoas reflete-se praticamente em ângulo reto sobre o ramo superior do púbis, mas também à frente da cabeça do fêmur, da qual se separa por uma bolsa serosa, que se estende, aproximadamente, do ramo superior do púbis até a cápsula articular (Fig. 62 A e B).

No plano sagital, o iliopsoas opõe-se ao glúteo máximo, que é extensor deste mesmo quadril (Fig. 62A). **Ele se opõe, igualmente, aos músculos pelvicotrocanterianos, que são rotadores laterais do fêmur** (Fig. 62B). De fato, eles se completam, para manter a melhor coaptação da articulação do quadril, sendo papel do **iliopsoas opor-se à projeção anterior da cabeça do fêmur.**

No que diz respeito à sua ação rotadora, penso que o *músculo iliopsoas induz uma rotação medial do fêmur, na medida em que este já estiver em rotação lateral. Ao contrário, se partirmos de um fêmur em rotação medial, ele induzirá uma rotação lateral*. De um jeito ou de outro, ele ajusta a posição da cabeça do fêmur.

Figura 61

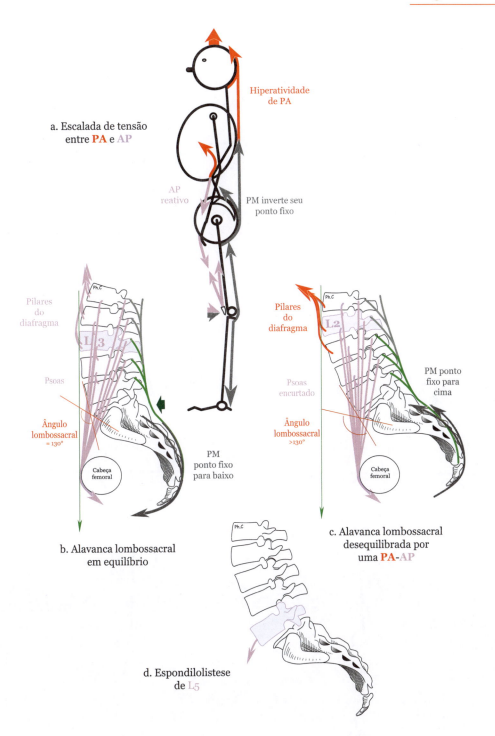

Hiperlordose Diafragmático-psoítica

Cadeias posteroanteriores e anteroposteriores 133

Figura 62

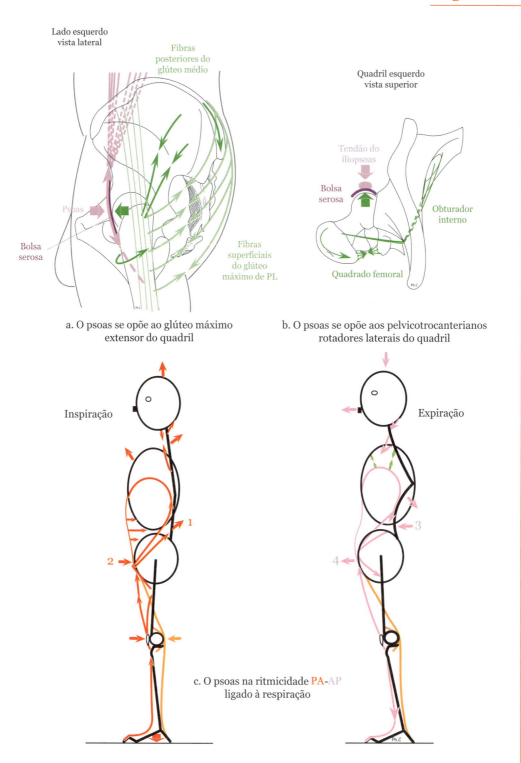

a. O psoas se opõe ao glúteo máximo extensor do quadril

b. O psoas se opõe aos pelvicotrocanterianos rotadores laterais do quadril

c. O psoas na ritmicidade PA-AP ligado à respiração

Os psoas
defesa convexitária da articulação do quadril

Os dois esquemas da Figura 62C ilustram as repercussões de uma respiração de tipo dinâmico, em posição ortostática, sobre os iliopsoas:

- Na inspiração: a ativação de PA produz uma *diminuição das lordoses*, o que, no nível lombar, contraria os psoas, que são seus guardiões (1). Eles compensam o estiramento sofrido, *recuando a cabeça do fêmur* (2) *e, portanto, a massa pélvica*.
- Na expiração: PA permite que AP retome seu lugar. No nível lombar, os psoas *reinstalam a lordose* (3), *permitindo que a pelve se desloque anteriormente* (4).

Eles mudam de ponto fixo, ao sabor da respiração, tomando-o em cima, na inspiração, e embaixo, na expiração.

Figura 63

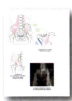

O músculo ilíaco partilha da mesma inserção femoral do psoas, mas se prende ao osso ilíaco e ao sacro.

Lembremo-nos de que o osso ilíaco faz parte da cadeia articular do membro inferior, enquanto o sacro pertence à do tronco. Certamente, é por essa razão que Godelieve Denys-Struyf considerava a porção ilíaca do iliopsoas, que se insere em ambos, um músculo de ligação entre a AP do tronco e a dos membros.

Ele se insere, cranialmente, sobre *os dois terços superiores da fossa ilíaca interna, bem como sobre o bordo interno da crista ilíaca, sobre as duas espinhas ilíacas anteriores e sobre* o ligamento iliolombar. Testut ressalta que *alguns de seus feixes confundem-se com aqueles do músculo* quadrado do lombo, na zona de sua inserção sobre o ligamento iliolombar (Fig. 63A).

Ele se insere, igualmente, sobre *a parte lateral da asa do sacro, passando em ponte, portanto, sobre* o ligamento sacroilíaco anterior. Ele encontra *o tendão terminal do psoas*, para chegarem, juntos, ao *trocânter menor*.

Do ponto de vista da dinâmica, além da ação de flexão do fêmur ou do tronco, segundo o ponto fixo, atribui-se-lhes, também, a possibilidade de rodar o tronco no sentido contralateral.

Do ponto de vista da estática, numa competição entre PA e AP, ele é responsável pela **anteversão pélvica** que caracteriza essa tipologia.

Por outro lado, ele se encontra frequentemente implicado na **sagitalização da asa ilíaca** (Fig. 63B), o que corresponde a uma rotação medial, ou mesmo um fechamento anterior. Tal sagitalização acompanha-se de uma **aproximação das espinhas ilíacas anterossuperiores, fazendo que a distância entre elas passe largamente abaixo da barra dos 20 cm.**

Figura 63

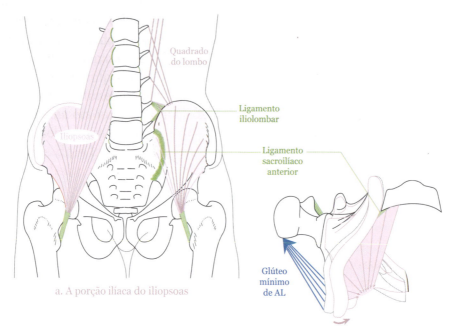

a. A porção ilíaca do iliopsoas

b. Sagitalização da asa ilíaca
Lado direito, vista superior

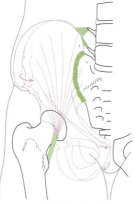

c. Incidência de
uma sagitalização da asa ilíaca
sobre a sínfise púbica
Lado direito, vista frontal

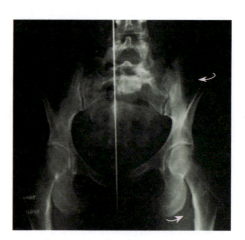

d. Imagem radiográfica reveladora
de uma sagitalização ilíaca bilateral

A porção ilíaca do iliopsoas

Essa marca é reforçada, ainda, pela hiperatividade do músculo transverso, estendido de uma asa ilíaca à outra, abaixo do umbigo. A associação entre os dois é frequente num terreno PA-AP. Isso provoca repercussões na sínfise púbica, na forma de uma *compressão em sua parte cranial e um bocejo em sua parte caudal* (Fig. 63C). Isso constitui um terreno predisponente para outra forma de **pubalgia**.

Figura 64

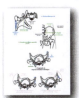

O músculo ilíaco desempenha um papel de ligamento ativo para os ligamentos sacroilíacos anteriores.

Ao levar a asa ilíaca medialmente, o músculo ilíaco fecha a articulação sacroilíaca anteriormente. Por essa razão, ele é considerado um verdadeiro **ligamento ativo da articulação sacroilíaca, sensível ao estiramento de seus ligamentos sacroilíacos anteriores**, dos quais ele é, de certa maneira, o guarda-costas. Ele está muito implicado no bloqueio dessa articulação, assim como as fibras profundas do glúteo máximo, posteriormente, entre outras razões. Tal bloqueio é tão somente uma defesa, visando aliviar os ligamentos sacroilíacos de uma distensão imposta por outras cadeias:

- **Uma frontalização da asa ilíaca por AL** (Fig. 64A) tensiona os ligamentos sacroilíacos anteriores transversalmente, isto é, evidentemente, mais frequente à direita, onde AL domina. Tal distensão é majorada por uma **PM** que acrescenta uma desancoragem do sacro ao quadro.
- **Uma nutação sacroilíaca por PL e PM** (Fig. 64B) submete esses mesmos ligamentos à tensão, por distorção. Isso é mais frequente à esquerda, onde estas cadeias dominam.

O esquema assimétrico mais corrente associa uma AL direita a uma PL esquerda (Fig. 64C). **Os ligamentos sacroilíacos anteriores** se veem distendidos à direita, pela abertura da asa ilíaca, mas também à esquerda, dada a nutação sacroilíaca. O músculo ilíaco pode, então, estar reativo bilateralmente. Todavia, a nutação ilíaca esquerda cria, além disso, um desequilíbrio do tronco para trás. Isso justifica a frequente reatividade do músculo ilíaco, mas também do psoas, que, por sua vez, é recrutado, pois é vítima do quadrado do lombo, conforme detalhado na Figura 60.

O resultado é uma rotação global da pelve para a direita, que convém diferenciar da distorção sacroilíaca que a engendrou que pode ser mascarada por ela própria, sob pena de induzir um falso diagnóstico de contranutação do ilíaco esquerdo. Com efeito, a anteriorização da hemipelve esquerda poderia fazer pensar em uma inversão do esquema assimétrico, como, aliás, a rotação do sacro que a acompanha. De fato, **por trás dessa rotação da pelve, permanece a mesma distorção sacroilíaca habitual.**

Encontramo-nos, então, na presença de uma rotação global da pelve para a direita, sobre uma distorção sacroilíaca clássica. Embora a hemipelve esquerda esteja anteriorizada pela rotação, a coluna lombar apresenta uma gibosidade esquerda, devida ao quadrado do lombo. Isso certamente induziu ao erro certos observadores, que, baseando-se na aparente tensão do iliopsoas esquerdo, atribuíram-lhe, erroneamente, a responsabilidade por tal gibosidade, considerando-o, por essa mesma razão, um músculo delordosante.

A tentativa de reequilíbrio começa no pé. Para convencer-se, bastar colocar-se atrás de um sujeito e levar sua hemipelve em retroversão, para vê-lo compensar, imediatamente, pela ativação dos músculos extensores dos dedos. A tensão passa, então, pelo quadríceps e ganha o iliopsoas, que engatilha a rotação da pelve, para frear o desequilíbrio inicial. Todos esses músculos constituem a AP do membro inferior. Não me recordo mais do nome de um reumautologista que me disse, um dia, que *a extensão permanente do hálux sinaliza, frequentemente, uma nutação ilíaca*. Eis aqui a explicação. Notemos, enfim, que, se a rotação compensatória da pelve para a direita alivia, temporariamente, as tensões sacroilíacas, ela leva o joelho esquerdo em **rotação medial**, o que pode, é claro, provocar um sofrimento.

Isso pode, também, conduzir ao erro de pensar que tal rotação medial provenha do quadril e possa se dever a uma AL esquerda.

Entretanto, pode ocorrer que essa reatividade se dê à direita e induza uma rotação global da pelve para a esquerda (Fig. 64E). Outra confusão se torna possível, uma vez que o músculo ilíaco consegue contrariar AL, fechando a asa ilíaca na frente. O ísquio se abre, evidentemente, ampliando o forame obturado, na imagem radiológica, e *fazendo pensar em uma nutação ilíaca direita por* PL.

Muitos terapeutas precipitam-se sobre o iliopsoas reativo, sem preocupação com a distorção sacroilíaca, que é, na verdade, a causa. **Aconselhamos sempre privilegiar a correção da distorção antes de ocupar-se desses músculos.**

Figura 65

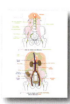

Os músculos iliopsoas apresentam importantes interações, que podem explicar inúmeros sintomas.

A Figura 65A mostra suas relações com os diferentes troncos nervosos:

Os nervos ilio-hipogástrico e ilioinguinal insinuam-se entre o psoas e o quadrado do lombo.

Os nervos cutâneo femoral lateral e genitofemoral atravessam o ventre muscular do psoas.

O nervo femoral insinua-se entre o psoas e o ilíaco.

Figura 64

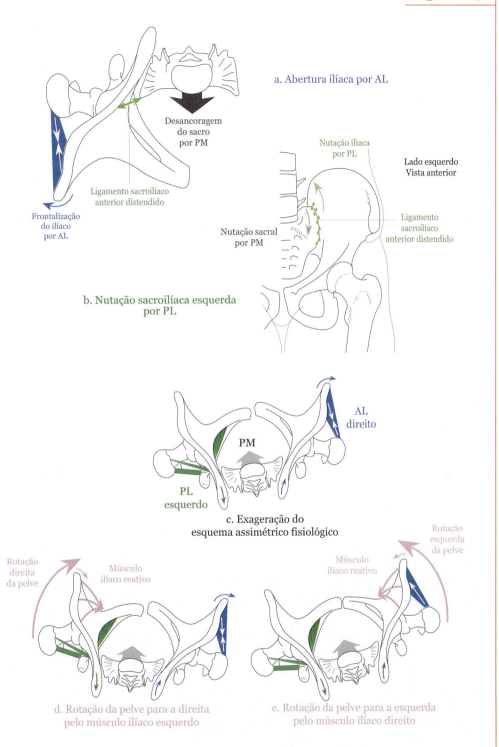

a. Abertura ilíaca por AL

b. Nutação sacroilíaca esquerda por PL

c. Exageração do esquema assimétrico fisiológico

d. Rotação da pelve para a direita pelo músculo ilíaco esquerdo

e. Rotação da pelve para a esquerda pelo músculo ilíaco direito

O músculo ilíaco é o ligamento ativo do ligamento sacroilíaco anterior

Finalmente, em sua parte caudal, o iliopsoas recobre, parcialmente, o tronco lombossacral.

Assim, são muitos os riscos de compressão nervosa, em caso de espasmo do psoas, sendo particularmente frequente **a compressão do** nervo femoral.

Os rins e as suprarrenais (Fig. 65B) estão contidos em uma cápsula adiposa, envolvida pela fáscia renal. Situam-se, em sua parte cranial, anteriormente ao diafragma, e também anteriormente ao quadrado do lombo e ao transverso e, enfim, lateralmente aos psoas e à fáscia ilíaca que os recobre.

Separam-se desses diferentes músculos por uma camada adiposa. Entretanto, a fáscia renal fixa-se solidamente em cima, sobre o bordo inferior do diafragma e, segundo certos autores, prolonga-se caudalmente na fáscia ilíaca.

Os rins estão, portanto, implicados no movimento rítmico que o diafragma comunica aos iliopsoas.

O ureter emerge da pelve renal e chega à bexiga. Em sua parte abdominal, o ureter repousa sobre a fáscia ilíaca, que recobre o músculo psoas. Quando penetra na cavidade pélvica, cruza os vasos ilíacos.

Embora o ureter não esteja diretamente preso ao psoas, suas relações com o peritônio parietal, que recobre a aponeurose do psoas, faz que estejam relativamente ligados. A aponeurose é submetida ao mesmo alongamento que o músculo psoas, na inspiração, o que poderia explicar por que a inspiração acentua as dores de cólicas nefréticas, estando tanto o psoas quanto o ureter estirados cranialmente.

A artéria e a veia **ilíacas** acompanham, igualmente, os psoas em seu caminho. Tive a oportunidade de explorar pessoalmente essa região, em dissecção: a veia cava é literalmente presa "em sanduíche" entre a aorta e a coluna vertebral, bem como as veias ilíacas comuns, entre as artérias ilíacas comuns e os psoas atrás. A estrutura das veias as torna bastante maleáveis, contrariamente à das artérias, que é relativamente rígida, por causa da presença de tecido fibroso em sua parede. Em casos de hiperlordose diafragmático-psoítica, podemos facilmente imaginar a **compressão** sofrida por essas veias, entravando o retorno venoso desde os membros inferiores. Isso pode, certamente, explicar a frequência de **distúrbios da circulação de retorno** em indivíduos que apresentam uma competição entre PA e AP.

A Figura 35A mostra claramente a situação da cisterna do quilo, posterior à aorta abdominal, entre os pilares do diafragma. Ela se derrama no ducto torácico, que caminha anteriormente à coluna vertebral, até a base do pescoço.

O risco de compressão é flagrante e permite compreender a alta incidência de *transtornos circulatórios nos membros inferiores* em terrenos PA-AP, sobre os quais retornaremos mais tarde.

O ceco está em contato com o músculo iliopsoas direito, sobre o qual repousa. O diagnóstico de uma crise de apendicite apoia-se sobre a presença de uma dor no **ponto de Mac Burney**. Este se situa no terço lateral de uma linha que une o umbigo à espinha ilíaca anterossuperior. As dores do músculo ilíaco, mais frequentemente ligadas à reação de defesa evocada no parágrafo

Figura 65

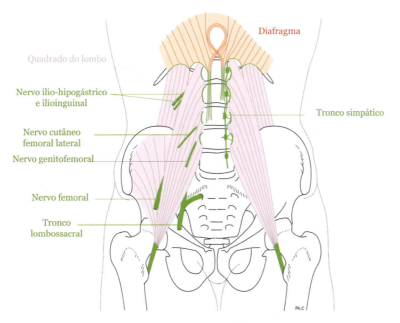

a. Os psoas estão em relação com diferentes troncos nervosos

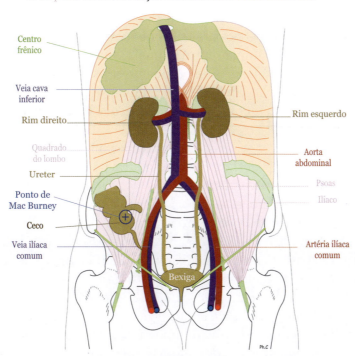

b. Os psoas estão em relação com os rins e os ureteres, além de diferentes vasos

Relações do músculo iliopsoas

precedente, são bem difíceis de diferenciar de uma dor de apendicite, ou mesmo de uma cólica nefrética, pois a região álgica resultante está muito próxima do ponto de Mac Burney. Finalmente, certas tensões dolorosas do iliopsoas podem ser provocadas por **cistos ovarianos, ou simplesmente pela ovulação.**

Para terminar, os psoas são considerados, regularmente, **verdadeiras lixeiras do organismo**, sensíveis às intoxicações ou à acidose, evocada no livro consagrado à PL. Aliás, não são os únicos, pois quaisquer músculos ricamente vascularizados podem ser vítimas de tais fatores.

Figura 66

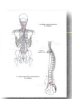

G.D.S. estabeleceu uma correlação entre a linha de gravidade posteroanterior, as linhas centrais posteriores, descritas por Littlejohn na osteopatia, e as cadeias anteroposteriores.

Já abordamos **as linhas centrais posteriores**, evidenciadas por Littlejohn, a respeito das quais G.D.S. estabeleceu que o trajeto corresponde perfeitamente, no plano frontal, à direção das fibras dos músculos esplênios e quadrados do lombo, que desempenham um papel nos processos de reequilíbrio corporal (Fig. 66A).

Ele descreveu outras linhas, entre as quais uma linha gravitária posteroanterior que, no plano sagital, parte do bordo posterior do forame magno, cranialmente, para encontrar, caudalmente, os acetábulos sobrepostos (Fig. 66B).

Ele a qualifica como uma linha de pressão, que liga a articulação atlanto--occipital posterior a T2 e à segunda costela.

G.D.S. só poderia ver-se tentada a conceber um paralelo entre esta linha de força (que preferimos designar como antigravitária) e *a linha de força dos* suboccipitais, *que se prolonga na dos* escalenos, *que nos conduzem às duas primeiras costelas. De fato, essa é a orientação que essa região toma na expiração, quando AP retoma o ponto fixo caudal.*

Ao tomar ponto fixo caudal, os suboccipitais associam-se a AP na expiração, enquanto trabalham com PA na inspiração. Littlejohn diz, ainda, a respeito desta linha: *"Ela reforça, ao mesmo tempo, a linha de suporte abdominopélvico, de tal sorte que as articulações L2-L3 estejam sempre orientadas em direção à articulação do quadril, em posição ortostática".*

Trata-se de uma função que atribuímos aos psoas, que *mantêm L3 no ápice da curvatura e no alinhamento dos quadris, dos quais são defesa convexitária.*

Figura 66

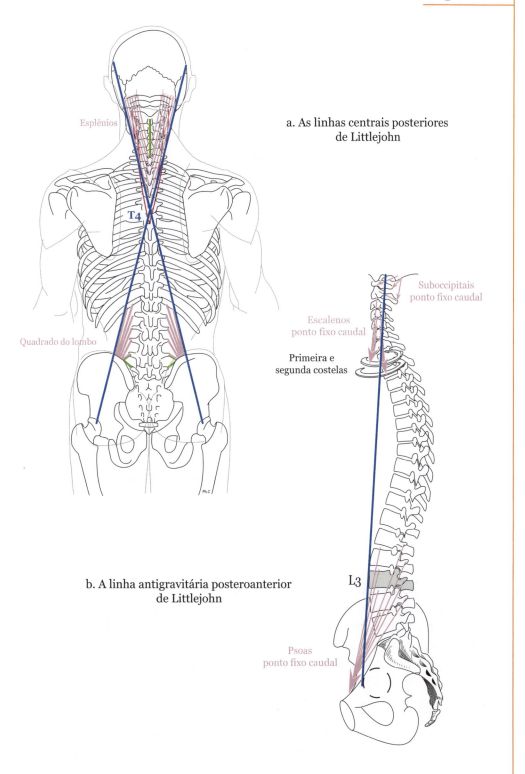

a. As linhas centrais posteriores de Littlejohn

b. A linha antigravitária posteroanterior de Littlejohn

As linhas centrais posteriores e a linha antigravitária posteroanterior
Segundo os trabalhos de Littlejohn

Cadeias **posteroanteriores** e anteroposteriores

Figura 67

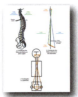

Ao cruzarem-se no espaço, as linhas de Littlejohn formam triângulos, que, por sua vez, formam duas pirâmides, bases do reequilíbrio do corpo.

Em uma obra de Littlejohn intitulada "mecânica da coluna vertebral e da pelve", um primeiro capítulo é consagrado às linhas ditas não paralelas, também chamadas de linhas gravitárias.

No capítulo seguinte, para a mesma localização, ele nos fala de linhas centrais. Não poderiam elas tratar-se das mesmas, uma vez que seus trajetos, embora se cruzem no plano frontal, sobrepõem-se no plano sagital?

Uma linha central anterior é traçada *do bordo anterior do forame magno até a ponta do cóccix*, como a linha de força antigravitária anteroposterior, previamente descrita.

Como detalhado na Figura 66, as linhas centrais posteriores confundem-se, no plano sagital, com a linha de força antigravitária posteroanterior, que se estende *do bordo posterior do forame magno até a cabeça do fêmur* (Fig. 67A).

A vista de 3/4 da Figura 67B permite visualizar *as três linhas, que se cruzam à frente de T4 e atrás da terceira costela*. Neste ponto, elas cruzam também a linha da gravidade do corpo, ou seja, a vertical que passa pelo centro de gravidade.

Obtemos, então, duas pirâmides de três faces (formadas por três triângulos), que se unem por seus vértices.

O tripé da pirâmide superior, que é invertida, suporta a cabeça, enquanto repousa sobre o vértice da pirâmide inferior, cujo tripé se apoia sobre a pelve.

Littlejohn diz que "*T4 é o ponto terminal da pressão da pirâmide superior, mas também o ponto de torção nos movimentos da cabeça*". Penso que seria mais exato falar de um ponto de convergência das rotações da cabeça e do pescoço.

"*Qualquer variação em um dos triângulos tem repercussões sobre os demais, e o ponto de restrição está sempre no ponto de cruzamento*" (Fig. 67C).

Consideramos que todas essas *linhas de força materializam a ação de* PA *e de* AP, *que intervêm nos processos de equilibração corporal, em todos os planos do espaço. Elas bastam para equilibrar o corpo, contanto que T4 permaneça em boa posição. Poderíamos supor que, quando as possibilidades de reequilíbrio por* PA *e* AP *são ultrapassadas, esse ponto de restrição, por sua vez, se desloca.*

Figura 67

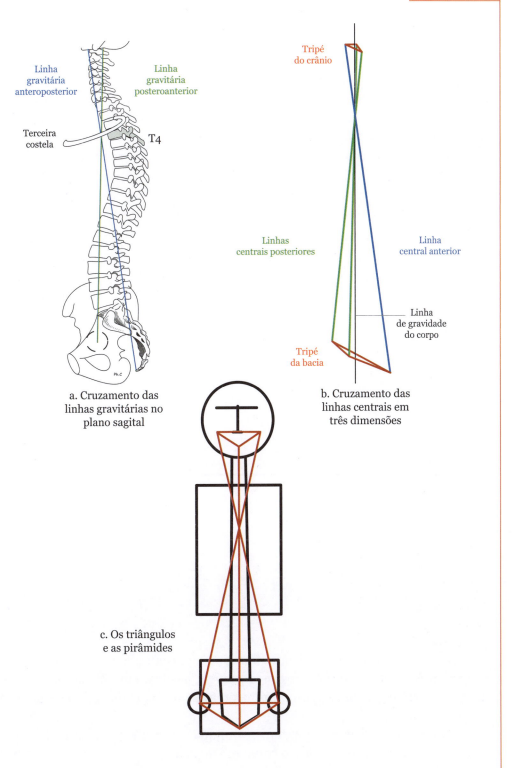

a. Cruzamento das linhas gravitárias no plano sagital

b. Cruzamento das linhas centrais em três dimensões

c. Os triângulos e as pirâmides

Os triângulos e as pirâmides
Segundo Littlejohn

Cadeias **posteroanteriores** e anteroposteriores   145

As cadeias anteroposteriores no membro inferior

Segundo Godelieve Denys-Struyf, PA só está presente no tronco, enquanto AP está também nos membros. Veremos que esta última desempenha, aí, um papel bem diferente do de antagonista de PA, que lhe foi atribuído no tronco. Ela chega, até mesmo, a desempenhar também a função de PA no nível dos membros. Será que PA teria pernas?

Ainda de acordo com G.D.S., a ligação entre a AP do tronco e a do membro inferior se faz pelo músculo ilíaco, que acabamos de deixar para trás.

Figura 68

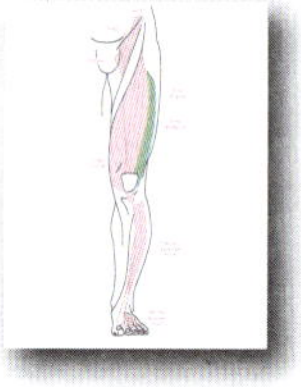

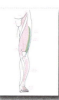

Os músculos de AP no membro inferior.

Encontraremos sucessivamente:
- o pectíneo,
- o reto da coxa do quadríceps femoral,
- o vasto intermédio do quadríceps femoral,
- o vasto medial do quadríceps femoral,
- os extensores longos dos dedos,
- o extensor curto dos dedos.

Figura 69

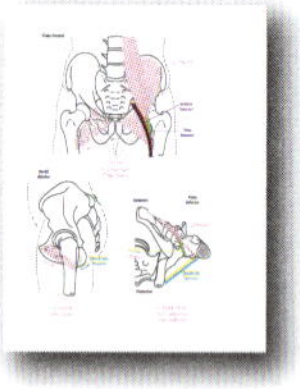

O músculo pectíneo é o primeiro músculo da AP do membro inferior.

Em sua inserção proximal, suas fibras se repartem em dois planos: *as mais superficiais inserem-se sobre a crista púbica,* desde a eminência púbica até o tubérculo púbico; *as mais profundas* inserem-se sobre *o lábio anterior do sulco obturatório.*

Suas fibras reúnem-se e dirigem-se obliqua e inferiormente, lateral e posteriormente, para terminar sobre *o ramo médio de trifurcação superior da linha áspera* (Fig. 69 A e B).

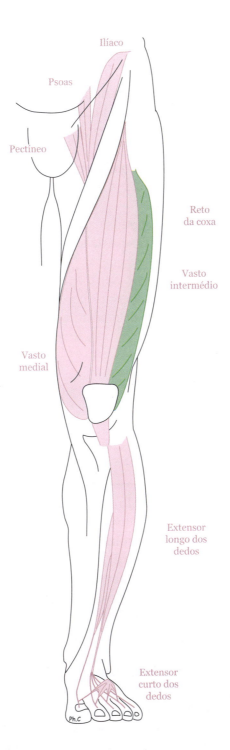

AP do membro inferior

Segundo G.D.S.

Ele é regularmente associado aos adutores, dos quais é vizinho direto, o que poderia justificar seu pertencimento à cadeia anteromediana. No entanto, está relacionado, por seu bordo lateral, com o músculo iliopsoas, com o qual forma uma goteira longitudinal em que se insinuam a artéria e a veia femorais. Eles têm a mesma direção de fibras, o que nos faz associá-lo mais frequentemente a AP.

É considerado *adutor da coxa*, mas também *flexor do quadril*.

A partir de um ponto fixo femoral, pode levar *o ilíaco em contranutação* (Fig. 69B), como o músculo ilíaco. Trata-se, portanto, do antagonista direto do quadrado femoral de PL.

Sua ação de rotador lateral do fêmur parece-me discutível, tendo em vista a orientação de suas fibras (Fig. 69C).

As figuras a seguir serão consagradas ao músculo quadríceps femoral, que tem uma importância particular no seio da cadeia AP, como pudemos precisar no início desta obra.

Estudaremos sucessivamente o reto da coxa, o vasto intermédio e o vasto medial, que Godelieve Denys-Struyf associou a AP. O vasto lateral, por sua vez, expressa-se sobretudo no seio da cadeia posterolateral.

Figura 70

O reto da coxa mantém a patela no alinhamento do quadril.

A inserção superior deste músculo se faz à maneira de "pata de ganso", ou seja, ele apresenta três tendões distintos (Fig. 70b):
- uma cabeça reta fixa-se sobre a espinha ilíaca anteroinferior, situada no alinhamento da articulação do quadril;
- uma cabeça reflexa enrola-se no sulco supra-acetabular;
- uma cabeça recorrente é descrita por C. Libersa. Suas fibras são paralelas ao colo do fêmur e aderem à cápsula articular, antes de fixar-se sobre a linha intertrocantérica.

As fibras musculares desse músculo, que é o mais superficial do quadríceps, dirigem-se verticalmente até o bordo superior da patela, que se liga à tuberosidade da tíbia pelo tendão da patela.

Alguns autores, entre os quais Lorinser (Wien. med. Wochenschrift), descreveram prolongamentos tendíneos do reto da coxa, indo fixar-se diretamente sobre a tuberosidade da tíbia. Ele ressalta que, por essa razão, mesmo no caso de uma patela aderida ao fêmur, o quadríceps pode ainda determinar uma extensão da perna, o que já constatei, eu mesmo, em um paciente idoso.

Figura 69

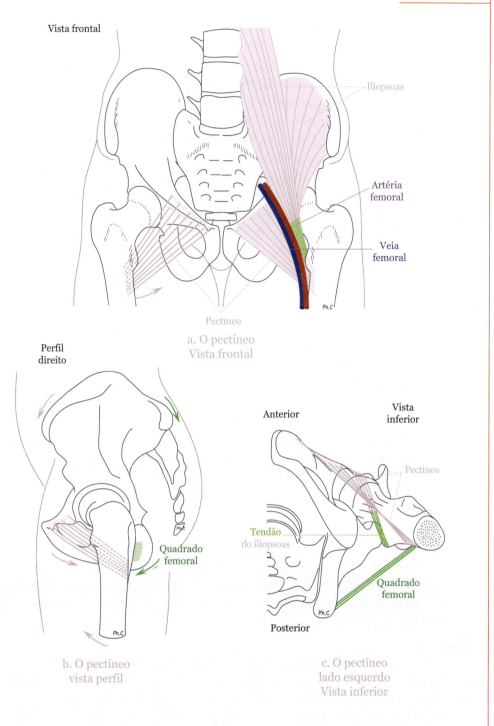

O pectíneo

Cadeias **posteroanteriores** e **anteroposteriores**

Ele é considerado um *extensor da perna sobre a coxa*, do ponto de vista da dinâmica, é claro. Reconhece-se nele, também, uma função na *flexão da coxa sobre a pelve, ou da pelve sobre a coxa*, por causa de sua inserção sobre o ilíaco.

Como de hábito, daremos preferência a debruçarmo-nos sobre sua implicação na estática. O músculo quadríceps, com exceção do vasto lateral, faz parte da cadeia anteroposterior, onde é um ator importante, dado que é o iniciador do endireitamento axial. Começaremos concentrando-nos no reto da coxa: *suas fibras se orientam verticalmente, da espinha ilíaca anteroinferior ao bordo superior da patela e à tuberosidade da tíbia* (Fig. 70B). Isso fará que a patela tenha sempre a tendência a permanecer alinhada com a espinha ilíaca anteroinferior e a tuberosidade da tíbia, qualquer que seja o posicionamento do fêmur. Reenvio o leitor às figuras 28 e 29 do Tomo 1 das cadeias relacionais, consagrado às cadeias anterolaterais, que ilustram o caso de uma pseudoluxação da patela sobre um falso valgo do joelho.

Dediquemo-nos, agora, às inserções proximais do reto da coxa, de acordo com as descrições de L. Testut ou C. Libersa: seus três tendões terminais estão intimamente ligados à cápsula articular do quadril e ao ligamento iliofemoral (de Bertin), que a recobre anteriormente (Fig. 70C). Esse tipo de inserção, dita "em pata de ganso", faz que *a mínima contração do ventre muscular provoque a constrição desses três tendões terminais*, o que tende a levar o fêmur em rotação medial (Fig. 70D).

Por essa razão, consideramos o músculo reto da coxa, que vem duplicar o ligamento iliofemoral, um ligamento ativo anterior da articulação do quadril. Em caso de excesso de tensão, pensamos que ele favorece a capsulite adesiva, como a cabeça longa do bíceps braquial, no nível do ombro.

Figura 71

O vasto intermédio e o músculo articular do joelho situam-se imediatamente sob o reto da coxa e os vastos lateral e medial.

O vasto intermédio insere-se sobre *o lábio lateral da linha áspera*, onde se vê estreitamente ligado ao vasto lateral, bem como sobre *as faces anterior e lateral do fêmur, em seus três quartos superiores* (Fig. 71A).

Sua aponeurose fusiona, em grande parte, com a do vasto medial de AP, estando igualmente ligada ao vasto lateral de PL.

Ele atinge o bordo superior da patela, por um tendão comum às outras partes do quadríceps.

Figura 70

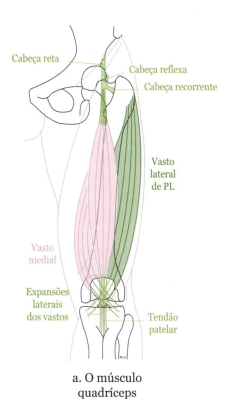

a. O músculo quadríceps

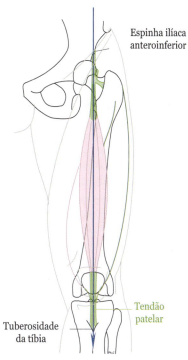

b. O reto da coxa do quadríceps

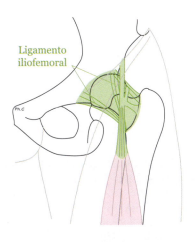

c. O reto da coxa, ligamento ativo do ligamento iliofemoral

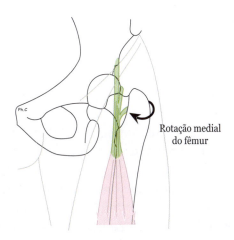

d. O reto da coxa pode favorecer a rotação medial do fêmur

O reto da coxa, do quadríceps

Ele é monoarticular, contrariamente ao precedente, e essencialmente extensor do joelho. Do ponto de vista da estática, *ele solidariza a patela ao fêmur, em cooperação com os demais vastos*. Sua retração é constatada, frequentemente, em casos de patela alta, o que nos conduz a relaxá-lo.

Certos autores descrevem um músculo subcrural, ainda chamado de músculo tensor da sinóvia (Testut) ou músculo articular do joelho[3] (C. Libersa). Trata-se de alguns feixes musculares que se estendem do quarto distal da face anterior do fêmur à prega sinovial infrapatelar (Fig. 71B).

Ele leva a prega sinovial infrapatelar cranialmente, impedindo sua fricção sob a patela, quando da ativação do quadríceps na extensão do joelho.

Figura 72

Os vastos lateral e medial estabilizam transversalmente a patela.

A inserção do vasto medial se faz sobre *o lábio medial da linha áspera do fêmur* e prolonga-se distal e, depois, anteriormente ao trocânter menor, para transbordar na *face anterior do fêmur*.

Suas fibras musculares enrolam-se em torno do fêmur, para atingir, distalmente, a *parte lateral do bordo superior da patela*.

É claro que ele participa da extensão do joelho, mas também leva a patela medialmente.

O vasto lateral associa-se, regularmente, à cadeia PL, levando a patela lateralmente, seguindo o fêmur e o esqueleto da perna.

Quando, ao contrário, AL fixa o joelho em rotação medial, a PL reativa tenta se opor. O vasto lateral, frequentemente retraído, recupera a patela, agravando sua pseudoluxação.

Entretanto, parece-me difícil separá-lo das outras partes do quadríceps, o que me deixa tentado a considerá-lo um músculo misto de PL e AP.

Os vastos enviam expansões aponeuróticas, que se cruzam na face anterior da patela, antes de fixar-se lateralmente sobre a tíbia (Fig. 72B). Numa posição de desaferrolhamento do joelho, que permite que suas fibras mantenham certo grau de obliquidade, *eles estabilizam lateralmente a patela* (Fig. 72C).

---

3 N.T.: O autor cita antigas denominações para facilitar o acesso às informações em seus autores de referência. A designação adotada atualmente é "músculo articular do joelho".

Figura 71

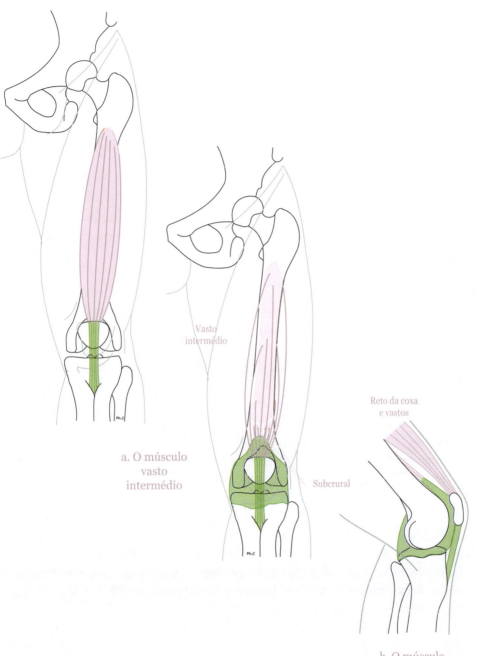

a. O músculo vasto intermédio

Vasto intermédio

Subcrural

Reto da coxa e vastos

b. O músculo articular do joelho ou tensor da sinóvia

O vasto intermédio

Cadeias posteroanteriores e anteroposteriores 153

Durante muito tempo, a fisioterapia concentrou-se no quadríceps, e continua a fortalecê-lo, aferrolhando-o nos cinco últimos graus de extensão.

O professor H. Dejour já denunciara os malefícios de uma musculação excessiva do quadríceps. De fato, ela conduz a uma retração das fibras musculares dos vastos, que tendem a verticalizar-se, não mais conseguindo estabilizar a patela. Em revanche, *ascensionam-na exageradamente*, o que só faz agravar o conflito femoropatelar (Fig. 72D). O tendão patelar, bem como o ligamento que o duplica na camada mais profunda, encontra-se, então, distendido, por vezes de forma irremediável.

Figura 73

O quadríceps deveria ser considerado sobretudo um músculo do endireitamento axial e não apenas um simples extensor do joelho.

Retomamos aqui uma figura do Tomo 1 das cadeias relacionais para relembrar uma função importante – se não a mais – do quadríceps, que é a de deflagrador do endireitamento axial. É preciso poder empurrar o chão para crescer, mas, para poder empurrar o chão, é preciso que os joelhos estejam desaferrolhados. Cabe à AM a tarefa de manter certo grau de desaferrolhamento dos joelhos. O quadríceps controla esse desaferrolhamento e desempenha, assim, o papel de defesa convexitária do joelho. Isso lhe permite empurrar o chão para nele apoiar-se, a fim de poder erigir-se (Fig. 73A).

No excesso, o aferrolhamento dos joellhos transforma esse empurrão axial em propulsão anterior, conforme ilustrado na Figura 73B. Para convencer-se disso, basta partir de uma posição em ligeira flexão dos joelhos e então ativar progressivamente os quadríceps. No início de sua ativação, a sensação de empurrão axial é evidente, mas se transforma em propulsão corporal anterior, no momento em que os joelhos aferrolham. Imaginamos, facilmente, o que uma musculação excessiva do quadríceps pode engendrar. Mais uma vez, nem sempre dinâmica e estática se entendem bem!

Quando AP entra em competição com PA, o quadríceps, associado aos músculos extensores dos dedos, instala um recurvatum do fêmur (Fig. 73C). Neste caso, falamos de um *recurvatum ativo*, na medida em que deriva da hiperatividade dos músculos mencionados.

Convém diferenciá-lo de um *recurvatum passivo*, que observamos em sujeitos que adotam uma *atitude adinâmica*. Aqui, o quadríceps não é mais a causa; essa tipologia caracteriza-se pela *ausência de atividade muscular* e, particularmente, de AM, que não mais desaferrolha o joelho. Na falta de desaferrolhamento do joelho por AM e de seu controle pelo quadríceps, o joelho é passivamente levado em recurvatum. O apoio se faz, então, sobre as estrutu-

Figura 72

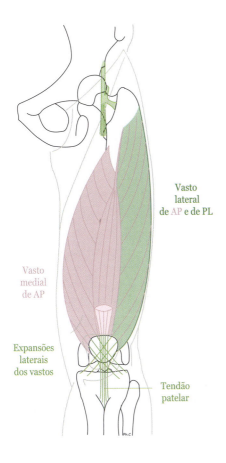

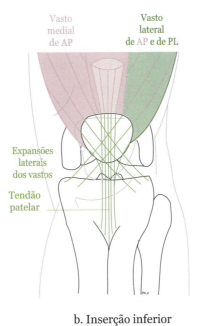

b. Inserção inferior do músculo quadríceps

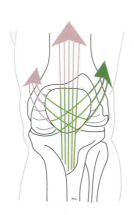

c. Estabilização lateral da patela pelos vastos

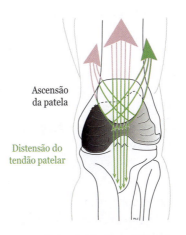

d. Ascensão da patela pelos vastos hipertônicos

Os vastos lateral e medial

ras ligamentares do joelho, especialmente o ligamento cruzado anterior, que se opõe ao recuo do fêmur sobre a tíbia.

Tal distensão é comum aos dois tipos de recurvatum, ativo ou passivo. Entretanto, é indispensável diferenciá-los, para orientar o tratamento.

No caso de recurvatum ativo, convém acalmar primeiro PA, particularmente nos níveis cervicotorácico, do diafragma e do psoas, antes de acalmar os ardores do quadríceps e dos extensores dos dedos.

No caso de recurvatum passivo, trata-se sobretudo de instalar AM, a fim de desaferrolhar o joelho, então reprogramar o quadríceps, em sua função de defesa convexitária e de empurrar o chão, para despertar a PA do pescoço.

Figura 74

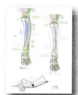

Os músculos extensores dos dedos prolongam a AP na face anterior da perna.

A junção aponeurótica se faz pela expansão fibrosa do vasto medial sobre a *crista oblíqua do côndilo lateral da tíbia* (Fig. 74 A e B), onde se localiza a inserção proximal do extensor longo dos dedos. Este se prolonga sobre os *dois terços proximais da face medial da fíbula, a parte lateral da membrana interóssea, a fáscia da perna e as bainhas fibrosas que o separam do tibial anterior de AL, medialmente, e do fibular longo de PL, lateralmente.*

AP encontra-se, portanto, situada entre uma AL, que toma ponto fixo caudal, e uma PL, que o toma cranial, o que justifica plenamente as accordages.

Ele se prolonga por um tendão que passa sob o retináculo dos músculos extensores, antes de dividir-se em quatro tendões, destinados aos quatro últimos dedos. Estes se fixam por três linguetas (Fig. 74B):

- Uma lingueta mediana fixa-se sobre a *extremidade posterior da face dorsal da segunda falange.*
- Duas linguetas laterais que fusionam para fixar-se sobre *a face dorsal da terceira falange.*

O extensor longo do hálux insere-se sobre o *terço médio da face medial da fíbula e a parte contígua da membrana interóssea*. Prolonga-se por um tendão que corre ao longo do bordo medial do pé, para chegar à última falange do hálux. Esse tendão desdobra-se e envia uma expansão sobre *a primeira falange.*

Classicamente, eles são muito acertadamente descritos como extensores dos dedos e dorsiflexores do tornozelo. Retornaremos à sua ação no parágrafo a seguir.

Em caso de escalada de tensão entre PM e AP, não raro os extensores e flexores dos dedos são induzidos a uma partilha de território (Fig. 74C). A marca resultante é designada como "dedos em martelo". A primeira falange fica em extensão, enquanto as demais se mantêm em flexão.

Figura 73

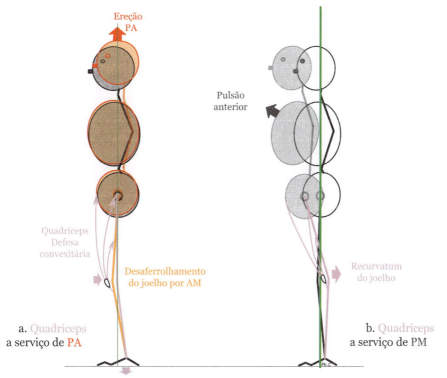

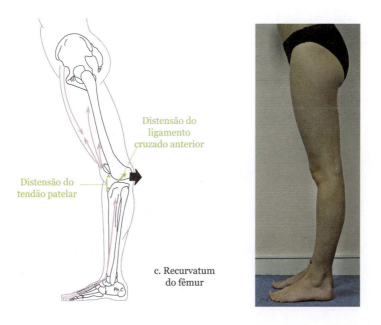

O quadríceps é o deflagrador
do endireitamento axial de PA

Cadeias posteroanteriores e anteroposteriores

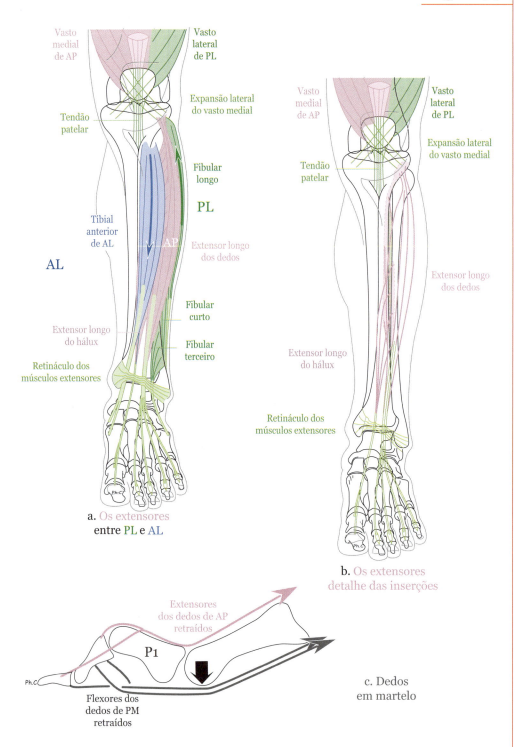

Os extensores dos dedos

Figura 75

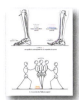

Os extensores dos dedos são fortemente solicitados no equilíbrio ortostático.

PM e AP estão muito implicados no equilíbrio ortostático (Fig. 75A):
- AP opõe-se ao desequilíbrio posterior do corpo. Basta empurrar uma pessoa para trás, para ver seus extensores dos dedos contraírem-se imediatamente, para despertar a AP e restabelecer o equilíbrio. São auxiliados pelo tibial anterior de AL.
- PM opõe-se ao desequilíbrio anterior do corpo. Ao contrário, se empurrarmos uma pessoa para a frente, são os flexores dos dedos que se contraem, agarrando o chão e associando-se com os sóleos, para despertar a PM e frear o desequilíbrio para a frente.

O exercício dito da "folha de capim" permite apreciar este equilíbrio entre PM e AP (fig 75b).

Não é incomum observarmos sujeitos posicionados em AM, ou seja, em desequilíbrio posterior do tronco, que acionam, permanentemente e de maneira excessiva, seus extensores dos dedos, a ponto de os dedos não mais tocarem o chão. Isso é tão somente o sinal de uma AP, *na tentativa de lutar contra o desequilíbrio posterior do corpo.*

No excesso, associam-se com o quadríceps, para fixar o joelho em *recurvatum do fêmur.*

Figura 76

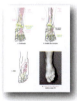

O músculo extensor curto dos dedos é defesa convexitária dos arcos do pé.

O músculo extensor curto dos dedos está situado na região dorsal do pé.

Nasce posteriormente, sobre *a face anterior e superior do calcâneo,* e apresenta *quatro feixes* que se prolongam por quatro tendões (Fig. 76B).

O primeiro fixa-se sobre a *base da face dorsal da primeira falange do hálux.*

Os três outros atingem *os bordos laterais dos segundo, terceiro e quarto tendões do extensor longo dos dedos*, que o recobrem.

É considerado *auxiliar do extensor longo dos dedos, cuja obliquidade dos tendões ele corrige*, a fim de que a extensão se dê no plano sagital.

Do ponto de vista da estática, atribuímos-lhe outra função, que completa perfeitamente aquelas dos demais músculos da AP do membro inferior, dado que o consideramos a defesa convexitária dos arcos longitudinais do pé.

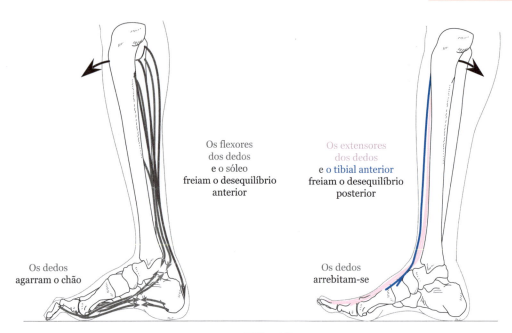

a. **PM** e AP
no equilíbrio anteroposterior do esqueleto da perna

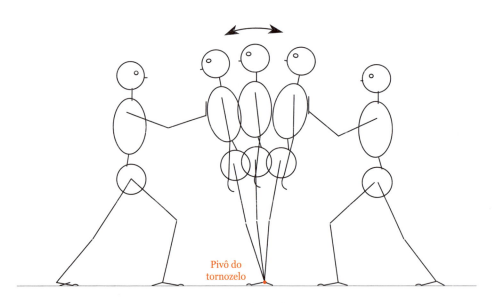

b. O exercício da "folha de capim".

Os extensores dos dedos
no equilíbrio anteroposterior

Figura 76

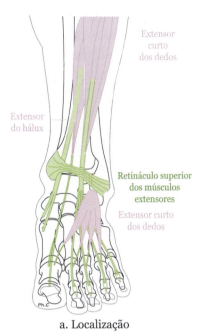

a. Localização

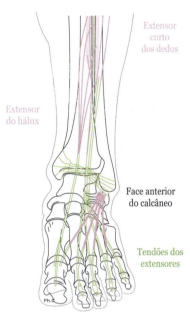

b. Detalhe das inserções

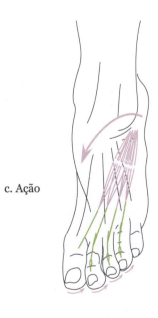

c. Ação

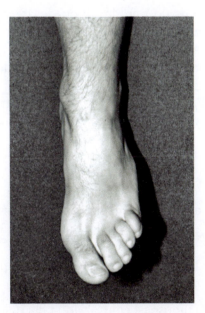

d. Extensor curto dos dedos reativo a uma PM

O extensor curto dos dedos é defesa convexitária dos arcos longitudinais do pé

A direção de suas fibras é muito próxima da horizontal, o que geralmente privilegia um trabalho em corda de arco. Por sua contração, ele deita o pé em valgo e trabalha, portanto, no mesmo sentido dos fibulares de PL (Fig. 76C).

Opõe-se ao varo equino instalado por uma PM, o que explica, certamente, por que o extensor curto dos dedos é, frequentemente, tão tônico em atletas que apresentam uma PM muito marcada. Ele pode, do mesmo modo, imprimir sua marca nos dedos, *desviando-os lateralmente* (Fig. 76D).

Para encerrar o membro inferior, precisemos que os pés de tipologias PA AP caracterizam-se por dedos longos. Os tendões extensores são, em geral, salientes.

Figura 77

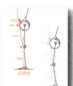

AP desempenha um duplo papel no membro inferior, onde compensa a ausência de representantes de PA.

Geralmente, atribuímos a delordose a PA e a lordose a AP, mas, na realidade, isso é um pouco mais complexo, como veremos a seguir.

Mais do que flexão ou desaferrolhamento do joelho, Françoise Mézières falava de lordose poplítea. Se aceitarmos essa ideia, por sinal interessante, consideraremos que, uma vez que o quadríceps *controla essa lordose poplítea*, estaria mais em afinidade com os músculos de PA, da qual ele é, aliás, o deflagrador.

Por conseguinte, AP é delordosante no membro inferior e substitui PA, que está ausente, dando, assim, pernas a essa PA.

Mas isso não é tudo, e nos leva a voltar à noção de ponto fixo, da forma como a defendemos. Essa noção, que já é de difícil compreensão, complica-se ainda mais com AP, que tem como uma de suas características a alternância de ponto fixo, ao sabor da respiração. Como isso se passa no membro inferior?

• Na inspiração: o quadríceps ativa-se para facilitar a ereção vertical.

Os extensores dos dedos participam do *"empurrar o chão" pela planta do pé, tomando ponto fixo em cima.*

O iliopsoas, contrariado pela delordose, induzida pela ativação do músculo transverso do abdome, compensa por um *recuo do quadril e, portanto, da pelve*.

Logo, todos os músculos desta AP se colocam a serviço de PA (o que explica que estejam, aqui, representados em vermelho, que é a cor de PA).

• Na expiração: AP retoma seu lugar (e sua cor).

Os extensores, estirados para cima na inspiração, *trazem o esqueleto da perna de volta para a frente, participando, então, da reinstalação do desaferrolhamento do joelho.*

O quadríceps diminui temporariamente sua atividade, mas continua, ainda assim, controlando essa "lordose poplítea".

O transverso relaxa, *possibilitando ao* psoas *recuperar a lordose* da qual ele é o guardião, o que lhe *permite deixar o quadril e a pelve partirem de volta para a frente.*

À guisa de conclusão, podemos dizer que, no nível dos membros inferiores, AP joga um jogo duplo: de PA, em sua ação, particularmente na inspiração; de AP, sobretudo na expiração. Graças a ela, PA encontrou suas pernas!

Figura 77

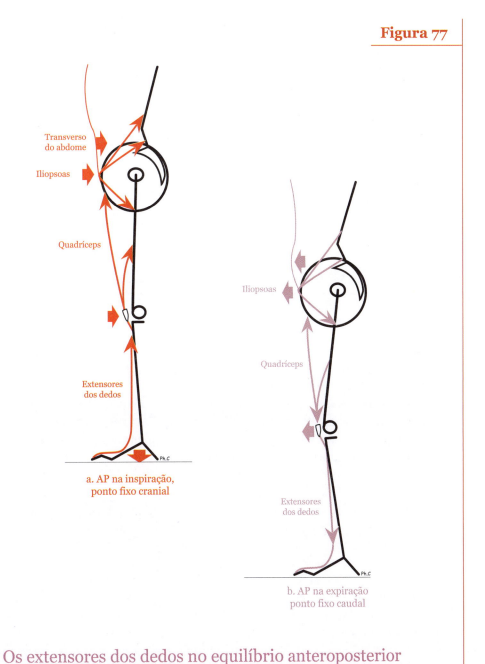

a. AP na inspiração, ponto fixo cranial

b. AP na expiração ponto fixo caudal

Os extensores dos dedos no equilíbrio anteroposterior

As cadeias anteroposteriores no membro superior

Godelieve Denys-Struyf designava o músculo peitoral menor como músculo de ligação entre a PA AP do tronco e a AP do membro superior.

Figura 78

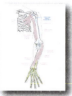

Os músculos representantes dessa AP do membro superior dão sequência ao peitoral menor, a partir do processo coracoide.

Vamos encontrá-los sucessivamente:
- o coracobraquial,
- a cabeça curta do bíceps braquial,
- a cabeça medial do tríceps braquial, com sua expansão em direção aos músculos epicondilianos laterais,
- os músculos extensores dos dedos.

Figura 79

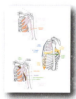

O músculo peitoral menor liga, anteriormente, o cíngulo do membro superior ao tórax.

Estende-se do processo coracoide da escápula aos terceiro, quarto e quinto arcos costais (Fig. 79A).

Nem sempre os alunos conseguem visualizar bem sua direção de fibras, imaginando-as paralelas às do peitoral maior. De fato, isso procede para a primeira digitação, porém a segunda e, sobretudo, a terceira, destinada ao quinto arco costal, são mais verticais. Além disso, a terceira está bastante lateralmente situada, praticamente na região subaxilar.

Lembremo-nos de que o quinto arco costal ocupa um lugar estratégico no tórax. Ponto de ancoragem de AM, situa-se no mesmo plano que T8, que é o pivô entrearcos da coluna e o ápice da cifose fisiológica (Tomo 1 das cadeias do eixo vertical – As cadeias anteromedianas –, Fig. 40).

Os retos do abdome, auxiliados pelos piramidais do abdome, que tensionam a linha alba, *amarram a parte caudal do esterno ao púbis, contribuindo para manter esse osso em posição vertical*. Eles prendem, igualmente, o quinto arco costal ao púbis.

Os feixes AM do peitoral maior beneficiam-se do ponto fixo esternocostal, oferecido pelos retos do abdome, para enrolar o cíngulo do membro superior e

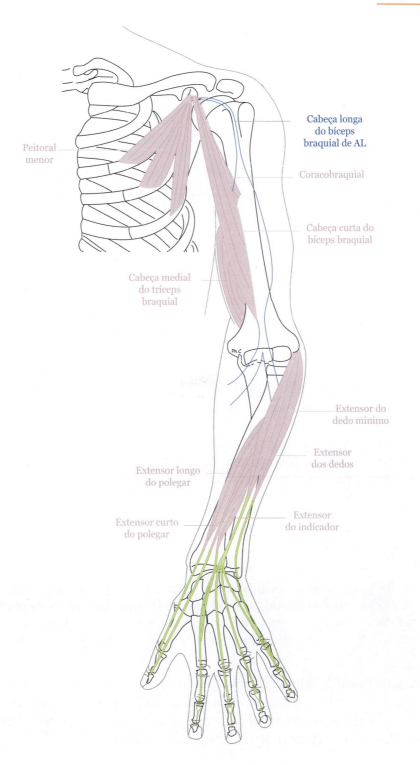

O AP do membro superior

Segundo G.D.S.

reforçar o apoio anterior sobre o esterno, particularmente no nível do quinto arco costal, que já está puxado posteriormente, por certas fibras do serrátil anterior de PL. A "*depressão submamária*" resultante constitui, desse modo, um autêntico *ponto de inflexão para o tórax, bem como para a coluna torácica*.

Sabendo-se que esse arco costal localiza-se *na mesma horizontal que a oitava vértebra torácica*, posteriormente, é fácil compreender como AM favorece a ancoragem de T8 no ápice da cifose. Recordemo-nos de que tal marca útil de AM é indispensável para a boa fisiologia vertebral, na medida em que permite à coluna organizar suas curvas em *dois arcos*.

O peitoral menor *vem colocar seu tijolo no edifício: de certa maneira, opõe-se a* AM, *mantendo os terceiro, quarto e quinto arcos costais em elevação* (Fig. 79B).

O ângulo do esterno é, portanto, resultante da ação combinada de AM, PL e AP.

O peitoral menor é recoberto em suas faces anterior e posterior por dois folhetos da aponeurose clavipeitoral, que constituem a bainha do peitoral menor. Tal bainha prolonga-se pelo ligamento suspensor da axila, que dá a essa região sua forma côncava.

Ele recobre a artéria *e a veia axilar, bem como o plexo braquial, que se ramifica em* nervo musculocutâneo *e* nervo mediano (Fig. 79C). O risco de compressão é evidente. Tive a oportunidade de trabalhar, pessoalmente, com um angiologista em casos de flebites dos braços, particularmente em nadadores. A retração de AP, associada a uma AL, estava sempre em jogo.

Da mesma maneira, percebi uma relação flagrante entre a retração do peitoral menor e a presença de mastalgia. Aliás, as inserções costais do peitoral menor correspondem, perfeitamente, à localização do seio.

Figura 80

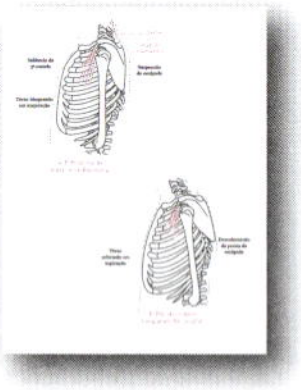

Ação do músculo peitoral menor, em função do ponto fixo que lhe é oferecido.

Em uma postura influenciada simultaneamente por PA e AP, o levantador da escápula e o romboide fixam *a escápula em posição alta, oferecendo ao peitoral menor um ponto fixo sobre ela, para participar da suspensão das costelas* (Fig. 80A). Pode ser considerado inspirador acessório.

Em uma postura dita em AP adinâmico, que se caracteriza por uma carência de atividade de todas as cadeias, especialmente de PA, o tórax está achatado em expiração. O peitoral menor toma, então, ponto fixo sobre as costelas, levando a escápula em báscula anterior e tornando saliente seu ângulo inferior (Fig. 80B).

Figura 79

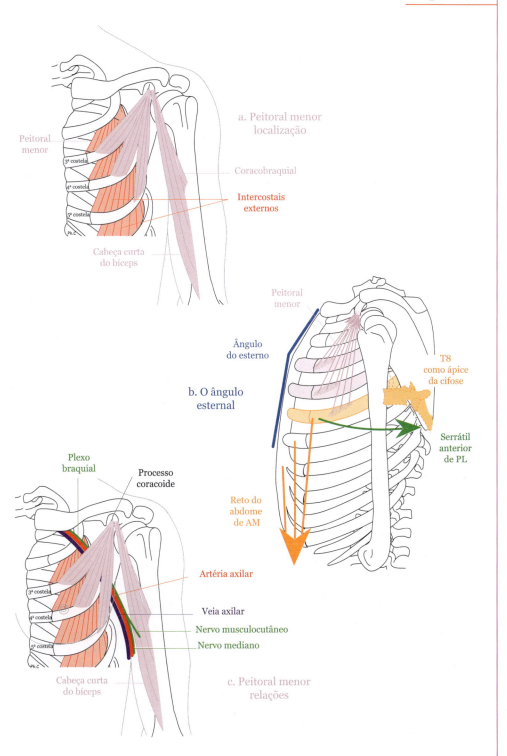

O peitoral menor

Cadeias **posteroanteriores** e anteroposteriores 167

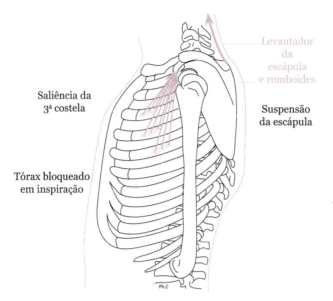

a. Peitoral menor
toma ponto fixo cranial

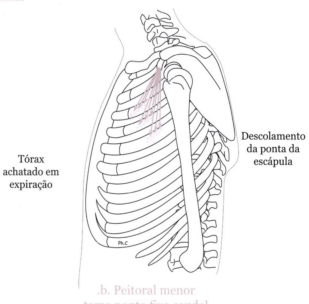

b. Peitoral menor
toma ponto fixo caudal

Ação do peitoral menor
segundo o ponto fixo

Figura 81

O músculo coracobraquial e a cabeça curta do bíceps braquial prolongam a cadeia AP no braço.

A inserção superior de ambos se dá, por um tendão comum, *sobre o processo coracoide*, lateralmente ao músculo precedente.

O coracobraquial dirige-se distal e lateralmente, para fixar-se ligeiramente acima da metade da *face medial do úmero* (Fig. 81A).

Em numerosos casos, esse músculo é atravessado pelo nervo musculocutâneo, o que pode provocar parestesias na face lateral do cotovelo e do antebraço.

A cabeça curta do bíceps de AP e a cabeça longa de AL se veem, a princípio, separadas, antes de anexarem-se e, enfim, fundirem-se para formar um único músculo (Fig. 81B). Essa particularidade permite compreender por que AP é frequentemente subjugada por AL, que a obriga a tomar ponto fixo distal.

Por conseguinte, a accordage entre as duas cabeças do bíceps, uma em relação à outra, é especialmente indicada.

Esses dois músculos *suspendem*, de certo modo, *o úmero ao processo coracoide*.

Em caso de retração, o músculo coracobraquial *ascensiona o úmero em relação à escápula, o que favorece* a impactação do tubérculo maior sob o acrômio, provocando uma disfunção da articulação do ombro e uma fricção do músculo supraespinal (Fig. 81C).

Estes dois músculos estão intimamente ligados ao ligamento suspensor da axila, que os liga ao peitoral menor (Fig. 81D).

Figura 82

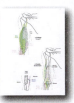

Três cadeias partilham o tríceps braquial: a parte lateral é de PL, a parte longa é de PM e a parte medial está incluída em AP.

A parte medial insere-se sobre *o septo intermuscular medial e a face posterior do úmero*, sob o sulco do nervo radial.

Ele atinge, por um tendão comum às duas outras partes, a face posterior e os bordos laterais do olécrano.

Notemos que essa inserção deixa livre a parte superior do olécrano, criando um espaço em que se insinua, entre o osso e o músculo, uma *dobra sinovial* da articulação do cotovelo.

Figura 81

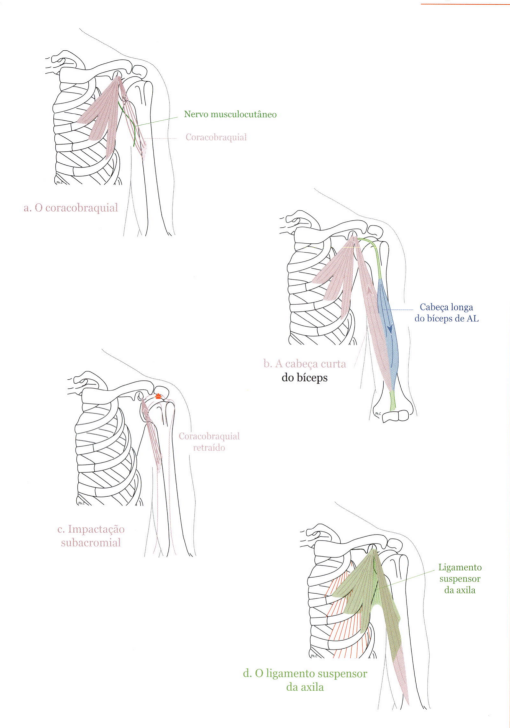

a. O coracobraquial
b. A cabeça curta do bíceps
c. Impactação subacromial
d. O ligamento suspensor da axila

O coracobraquial e a cabeça curta do bíceps

Figura 82

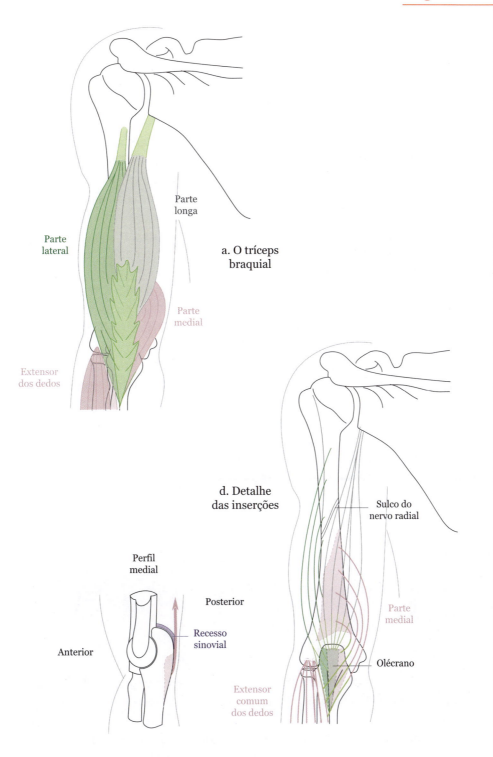

A parte medial do tríceps braquial

Cadeias posteroanteriores e anteroposteriores   171

Embora pertença a três cadeias diferentes, as três partes do tríceps braquial são *extensoras do cotovelo* e, do ponto de vista da estática, suspendem a ulna ao úmero.

Baseando-se em pesquisas que culminaram na publicação de uma tese, Godelieve Denys-Struyf insistia sobre o fato de que a inserção terminal do tríceps ultrapassa largamente o terço proximal da ulna, onde recebe expansões aponeuróticas advindas de músculos epicondilianos mediais de PM e epicondilianos laterais de AP.

Outra expansão é mencionada por Rouvière, direcionando-se à aponeurose do ancôneo de PL (Bolté e Martin). Dadas as estreitas relações entre o músculo tríceps e o músculo ancôneo, certos autores consideram-nos sinérgicos. Suas ações combinadas favorecem a associação de uma pronação do antebraço sobre o braço, com uma extensão do cotovelo.

Poderia tratar-se de um resquício da época em que ainda éramos quadrúpedes. O tríceps era, então, um músculo do "empurrar o chão", com a mão espalmada, tal qual o quadríceps no membro inferior.

É forçoso constatar que essa posição é benéfica para a ação de "empurrar" dos membros superiores, que facilita a ação de PA no pescoço, que teria, assim, dois deflagradores. Isso, seguramente, explica a posição dos membros superiores escolhida por G.D.S. para ilustrar a PA AP.

O professor Kapandji ressalta que a eficácia do tríceps é máxima quando o cotovelo está desaferrolhado, o que reforça ainda mais a analogia com o quadríceps. De fato, em posição de extensão completa do cotovelo, a direção da tração exercida sobre a ulna favorece sua subluxação posterior, enquanto, em posição de desaferrolhamento, ela favorece a coaptação.

Sendo tão evidente a implicação de AP na ação de empurrar, tanto nos membros superiores quanto nos inferiores, estabelecemos, nos esquemas das figuras 2 e 3, sua associação com PA.

Figura 83

 Os extensores dos dedos prolongam a AP no antebraço.

O vínculo aponeurótico entre este músculo e os seguintes não é nítido. No entanto, é possível vislumbrar uma ação sinérgica desses músculos na ação de empurrar.

É na posição de quatro apoios que a similaridade de ação entre a AP do membro inferior e a do membro superior é mais flagrante. O tríceps *exerce, aqui, o ofício de* quadríceps *e participa, com* os extensores, *do "empurrar".*

O extensor dos dedos e o extensor do dedo mínimo são os mais superficiais e, sobretudo, os mais longos, uma vez que se estendem desde o úmero até os dedos.

Figura 83

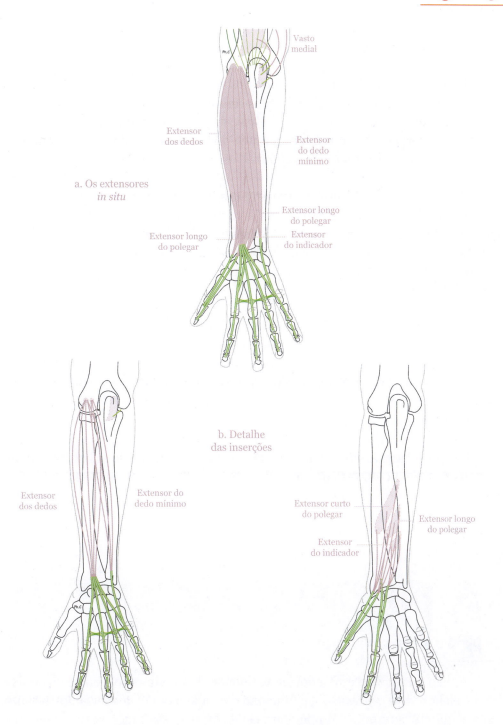

a. Os extensores *in situ*

b. Detalhe das inserções

Vasto medial
Extensor dos dedos
Extensor do dedo mínimo
Extensor longo do polegar
Extensor do indicador
Extensor longo do polegar
Extensor dos dedos
Extensor do dedo mínimo
Extensor curto do polegar
Extensor longo do polegar
Extensor do indicador

Os extensores dos dedos

Cadeias posteroanteriores e anteroposteriores 173

O extensor dos dedos insere-se proximalmente sobre a *face posterior do epicôndilo*.

Ele fornece *quatro tendões*, que passam sob a bainha dos músculos extensores, antes de chegarem aos *quatro últimos dedos*. Ligam-se entre si por conexões intertendíneas.

Seus tendões recebem expansões dos músculos lumbricais e interósseos, antes de dividirem-se em três radiações tendíneas:
- uma mediana, que se fixa sobre a base da *face dorsal da segunda falange*;
- duas laterais, que se reúnem na face dorsal da segunda falange, antes de fixarem-se sobre a *terceira falange*.

O extensor do dedo mínimo situa-se medialmente ao precedente.

Insere-se proximalmente sobre a *face posterior do epicôndilo* lateral, por um tendão comum com os músculos epicondilianos laterais. Prolonga-se por um tendão que desliza sobre a cabeça da ulna, antes de *fusionar-se com* o tendão correspondente do extensor dos dedos, que se insere nas duas últimas falanges do quinto dedo.

Os extensores longo e curto do polegar, bem como o extensor do indicador, ocupam o plano profundo e estão distribuídos um sobre o outro.

O extensor curto do polegar posiciona-se adjacente ao abdutor longo do polegar de AM e origina-se da *face posterior da membrana interóssea e de ambos os ossos do antebraço*. Prolonga-se por um tendão que partilha o mesmo sulco que o abdutor longo, antes de fixar-se sobre *a base da face dorsal da primeira falange do polegar*.

O extensor longo do polegar insere-se, proximalmente, sob o precedente, na *face posterior da ulna e na membrana interóssea*. Passa sob a bainha dos extensores, bem como em um sulco que lhe é destinado, para inserir-se na *base da face dorsal da segunda falange do polegar*.

Figura 84

A coordenação complexa dos movimentos da mão depende, como sempre, do equilíbrio entre as cadeias.

A mão é capaz de uma enorme variedade de movimentos, entre os quais o mais elaborado é *a preensão*, e funciona em cadeia cinética aberta. Entretanto, sua arquitetura remete à do pé. Para estabelecer nossa hipótese, retomaremos algumas ideias desenvolvidas por S. Piret e M. M. Béziers, em sua obra sobre a coordenação motora:

> *"É com a mão, assim como com a palavra, o olhar, a mímica,
> que o homem expressa mais precisamente seu pensamento."*

> *"O movimento da mão está ligado ao da cabeça,
> são as duas extremidades de um mesmo movimento."*

Figura 84

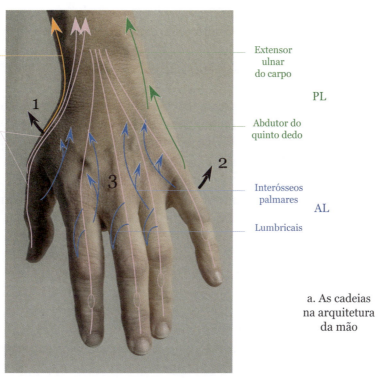

AM
Abdutor longo do polegar

Extensores longo e curto do polegar
AP

Extensor ulnar do carpo
PL

Abdutor do quinto dedo

Interósseos palmares
AL

Lumbricais

a. As cadeias na arquitetura da mão

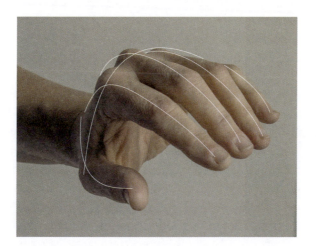

b As abóbadas da mão

Os extensores dos dedos

Cadeias posteroanteriores e anteroposteriores 175

Quanto ao que nos concerne, é interessante constatar que *a ativação de PA inicia-se, frequentemente, por uma ativação dos músculos extensores, tanto nos pés quanto nas mãos.*

Foram todas essas razões que conduziram Godelieve Denys-Struyf a atribuir às mãos e aos pés a residência de AP. PA, que ela associava ao Fogo Monarca dos chineses, teria, então, residência no crânio, enquanto AP, o Fogo Ministro, nas extremidades.

No membro superior, a passagem de um osso (o úmero) a dois (o rádio e a ulna), depois três, na primeira fileira dos ossos do carpo (piramidal, semilunar e escafoide), quatro na segunda (hamato, capitato, trapezoide e trapézio) e, finalmente, cinco metacarpais e cinco dedos, não ilustraria essa irradiação[4] de AP?

Os extensores desempenham um papel preponderante no nível da mão, sob controle dos lumbricais e dos interósseos.

Os músculos extensores longo e curto do polegar, ajudados pelo abdutor longo de AM, induzem uma inclinação radial da mão (1), que coloca em tensão os ulnares de PL, que se opõem, obrigando essa PL a compensar com o abdutor do dedo mínimo (2).

Segundo os mesmos autores, a combinação dessa abdução do polegar de um lado com a abdução do mínimo do outro provoca a reação dos interósseos (particularmente os palmares, que aproximam os dedos) e dos lumbricais de AL (3).

Eles trabalham para manter a estrutura da abóbada da mão.

Os interósseos dorsais afastam os dedos, afrouxam o arco e trazem todas as cabeças dos metacarpais para um mesmo plano. Apesar disso, *trabalham com os extensores, que controlam no final das contas*, para manter a abóbada da mão. Para convencer-se, basta estender os dedos, depois afastá-los, para perceber que isso não é possível sem uma ligeira flexão das primeiras falanges.

Os extensores de AP trabalham, portanto, em concerto com os lumbricais e interósseos palmares de AL, por um lado, e com os interósseos dorsais de PL, por outro. Encontramos, aqui, o que G.D.S. chamou de tríade dinâmica AP-PL--AL.

Verificamos na mão, portanto, o mesmo esquema do pé, com uma AM que abre o 1, uma PL que abre o 5 e uma AL que controla o todo, transversalmente.

O palmar longo e o flexor radial do carpo desempenham o papel do tibial posterior, enquanto o braquiorradial e o extensor radial longo do carpo, do tibial anterior.

Notemos, para concluir, que a mão AP apresenta dedos longos. *A hiperlaxidão* é bastante frequente, o que faz que eles facilmente "virem ao contrário".

---

4   N.T.: Em francês, o Fogo Ministro é chamado de Feu Irradiant. Ao pé da letra, poderia ser traduzido como "Fogo Irradiante", o que justifica a analogia descrita pelo autor.

Figura 85

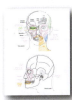

Na face, os músculos da mímica pertencem sobretudo a AP, tornando essa região um de seus feudos.

O músculo orbicular do olho contorna o orifício palpebral, transbordando-o amplamente, pois ocupa praticamente todo o entorno da órbita.

Nasce no ângulo medial do olho, sobre *a crista lacrimal anterior, situada sobre o processo frontal da maxila e o processo nasal do frontal*, por um tendão direto.

Fixa-se, também, por um tendão refletido, sobre *a crista lacrimal posterior*. Esses dois tendões são separados pelo canal lacrimal.

Os feixes superiores e inferiores desse músculo terminam-se sobre *a pele do ângulo lateral do olho*, onde se entrecruzam.

Sua contração provoca *o fechamento do orifício palpebral*, uma vez que desliza transversalmente sobre o olho, em direção ao seu ângulo medial, o que lhe permite *direcionar as lágrimas para o canal lacrimal*.

Esse músculo recebe fibras do músculo frontal e do corrugador do supercílio, previamente descritos com as cadeias posteromedianas.

O músculo levantador da pálpebra superior insere-se no ápice *do ádito orbital, na altura da asa menor do esfenoide*, acima do nervo óptico.

Seguem-se, a esse tendão de inserção, fibras musculares que passam ao longo da parede superior da órbita, acima do músculo reto superior, que é um músculo oculomotor, e ao qual está ligado por fibras aponeuróticas.

Termina-se por uma *lâmina musculotendínea* que se abre em leque sobre toda a extensão da pálpebra superior. Essa lâmina fixa-se à face profunda da pele, a uma distância de aproximadamente 1 cm do bordo ciliar.

É este músculo que determina a *dobra epicântica*, entre a arcada superciliar e a pálpebra superior.

O músculo nasolabial nasce do processo frontal da maxila e dos ossos nasais. Segue o sulco nasogeniano, onde recobre a parte transversa dos músculos nasais e o prócero de PM. Desdobra-se, em seguida, em um feixe medial, que se prende à pele da asa do nariz, e um feixe lateral, que se fixa à *face profunda da pele do lábio superior*.

Ele puxa a asa do nariz e o lábio superior para cima.

O músculo levantador do lábio superior situa-se lateralmente ao precedente. Nasce, cranialmente, do *rebordo inferior da órbita* e atinge *a face profunda do lábio superior*.

Ele puxa a parte média do lábio superior para cima.

O lábio superior arrebitado é uma marca específica de AP e opõe-se ao seu abaixamento, por PM.

O dilatador da narina é um pequeno músculo descrito por Rouvière e Delmas. Desdobra-se pela *espessura da asa do nariz, dilatando-a*, como seu nome indica.

As narinas dilatadas são um sinal característico da expressão de uma PA-AP reativa.

Os músculos zigomáticos menor e maior inserem-se, lado a lado, sobre *a parte inferior da face lateral do osso zigomático* e terminam-se sobre *a face profunda da pele do lábio superior*.

O zigomático menor puxa *a porção média do lábio superior para cima e lateralmente*.

O zigomático maior, situado mais lateralmente, *puxa a comissura labial para cima e lateralmente*.

As maçãs do rosto salientes são, também, uma marca específica de PA AP.

Figura 86

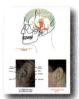

Os três músculos auriculares estão associados às cadeias posteroanteriores.

Geralmente, são considerados atrofiados, poucas pessoas ainda são capazes de mexer as orelhas. Entretanto, eles podem, com a ajuda de outros músculos, influenciar a posição e a forma da orelha.

- O auricular anterior se estende da *gálea e da aponeurose do temporal de PL,* anteriormente, até a *hélice e o bordo anterior da concha*, situada posteriormente.
  Auxiliada pelo temporal, descola a orelha e a faz bascular anteriormente.
  As orelhas descoladas eram consideradas por G.D.S. uma marca de AP. Com frequência, encontrei-a associada a uma báscula anterior em sujeitos PL, sendo tal báscula anterior da orelha induzida pelo músculo temporal.

- O auricular superior prende-se, igualmente, às aponeuroses do crânio, na *altura dos parietais*, e atinge, caudalmente, *a face medial do pavilhão da orelha*.
  Ele puxa a orelha para cima, ação reforçada pela ascensão dos parietais por PA, evocada na Figura 13. Desse modo, ele seria o mais PA entre os três.
  A ausência de lobo da orelha é um sinal específico de PA.

- O auricular posterior nasce na base do processo mastoide e sobre a gálea, próximo ao músculo occipital de PM. Ele se insere sobre a convexidade da concha do pavilhão da orelha.
  Subtensionado pelo occipital de PM, puxa a orelha posterior e caudalmente, marca característica de uma PM.

Figura 85

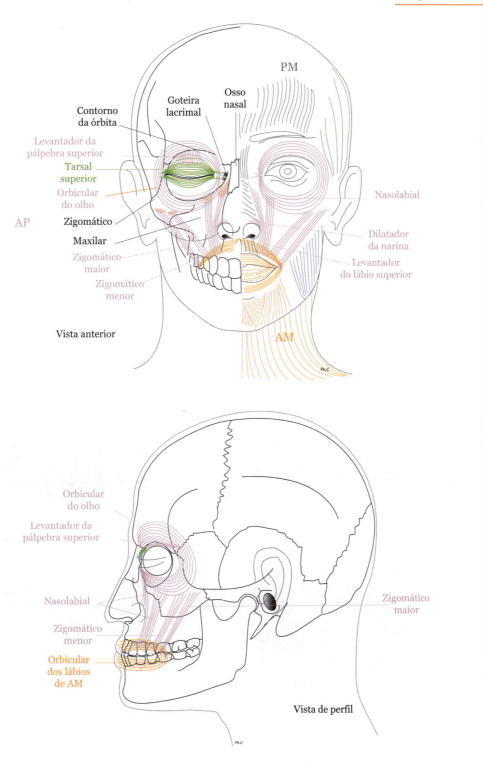

AP na face

Figura 86

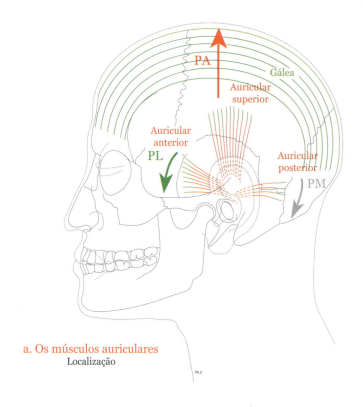

a. Os músculos auriculares
Localização

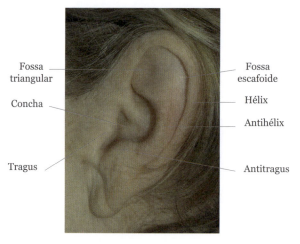

a. As diferentes partes
do pavilhão da orelha

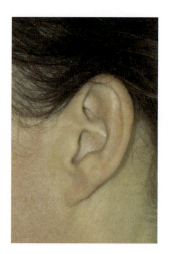

a. Orelha posicionada
em PA

PA no crânio

Figura 87

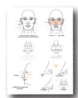

Certos índices faciais podem facilitar a identificação de uma dominância de PA ou de AP.

A Figura 87A ilustra os diferentes setores da face, associados às diferentes famílias comportamentais do eixo vertical.

A região compreendida entre os olhos e a ponta do nariz é o setor definido por G.D.S. como revelador de uma PA *favorecida no projeto inicial* (Fig. 87B).

O setor situado sob o nariz até o lábio superior é partilhado entre AP e PM (Fig. 87A).

Em um terreno AP, *o sulco nasolabial é curto*, o *lábio superior, arrebitado*, revelando a candura (Fig. 88C).

Em um terreno PM, *o sulco alonga-se, o lábio superior apaga-se*, numa mímica que atribuímos, classicamente, ao *ceticismo* (Fig. 87D).

A observação de perfil permite apreciar *o avanço ou recuo dos diversos níveis previamente definidos*, o que G.D.S. qualificou como índices de expressão (Fig. 87E). O índice é considerado positivo, em caso de avanço, ou negativo, em caso de recuo. Podemos até mesmo falar, no segundo caso, de um *freio à expressão* da estrutura correspondente.

É evidente que o nível do nariz é sempre o mais avançado, embora possa haver raras excessões. Não obstante, tal avanço pode estar majorado, resultando em um *formato de rosto semelhante a um focinho*.

É preciso, além disso, levar em conta *as maçãs do rosto*, que, quanto mais salientes, mais reveladoras da expressão de uma PA AP, cujas particularidades comportamentais estarão claramente presentes.

O inverso, que se traduz, em geral, por *bochechas encovadas e um recuo das maçãs do rosto*, revelaria *dificuldades* para expressar essa PA AP.

A forma do nariz também é muito reveladora (Fig. 87 F e G): além do tamanho, normalmente maior do que em outras tipologias, o nariz PA é mais "reto", podendo até mesmo apresentar pequenas facetas em sua extremidade, o que é frequentemente interpretado como signo de certo rigor. Uma AL muitas vezes reforça essas características, *afinando* o nariz e *apertando lateralmente* as narinas.

AP *arredonda* o rosto, sinônimo de cordialidade, revelada por um nariz arrebitado, que definimos frequentemente como um nariz de clown. Uma PL acentuaria ainda mais esse arredondamento, ao *alargar* o nariz.

Figura 87

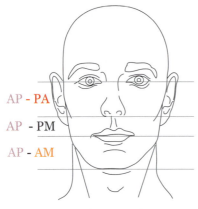

a. Setores faciais em relação com as diferentes famílias comportamentais

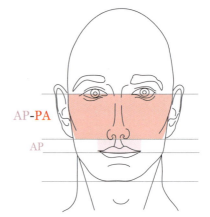

b. Setor PA e AP favorecidos

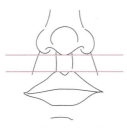

c. Lábio arrebitado sinal de candura revelador de um terreno AP

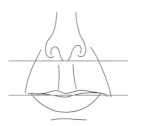

d. Sulco nasolabial longo terreno PM

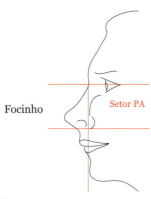

e. Índice de uma expressão de uma PA

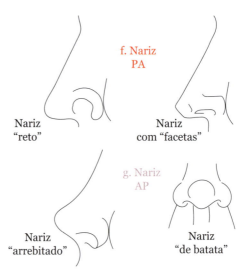

f. Nariz PA

Nariz "reto" Nariz com "facetas"

g. Nariz AP

Nariz "arrebitado" Nariz "de batata"

Índices faciais de PA e AP

182 Philippe Campignion

Terceira parte

Princípios
de tratamento

As cadeias posteroanteriores e anteroposteriores também se relacionam com certos elementos da medicina tradicional chinesa.

Godelieve Denys-Struyf associou as estruturas PA e AP ao elemento fogo. A medicina tradicional o distingue em dois: o Fogo Monarca e o Fogo Ministro.

O Fogo Monarca é o fogo interior ou imanente. Segundo Larousse, imanente significa: "Que está contido no ser e resulta da própria natureza deste ser, e não de uma ação externa". Isso corresponde perfeitamente à expressão da PA, que se caracteriza por uma nobreza inata, da qual emana um sentimento de força tranquila, uma energia perceptível sem necessidade de exteriorização.

Harmonia com o universo, sensibilidade para a espiritualidade, intuição, vivacidade de compreensão são qualidades atribuídas tanto ao elemento fogo quanto à definição, por Godelieve Denys-Struyf, do comportamento inerente à PA.

A energia ligada a essa estrutura é a do coração e do intestino delgado. Podemos ainda acrescentar *o sistema nervoso central e periférico*. Esta energia está em plenitude no meio do dia, entre 11 e 15 horas, quando o sol está no zênite, e é inteiramente recarregada no verão.

O Fogo Ministro, embora igualmente imanente, irradia e corresponde mais à AP, que estabelece a ligação entre PA e as outras estruturas, essa AP que está em toda parte, para conciliar os contrários, acalmar as oposições.

A adaptabilidade caracteriza essa estrutura, fonte de entusiasmo, mas que também pode demonstrar uma grande emotividade.

A medicina tradicional chinesa associa o fogo ministro ao rim, que estoca energia, ao fígado, que a dispersa, à vesícula biliar, ao triplo aquecedor, que a faz circular, e ao pericárdio.

O pericárdio tem estreita relação com o coração, do qual ele constitui, para alguns, um simples prolongamento. É associado à alegria e à felicidade (AP). Teria uma grande influência sobre o estado emocional (AP) e o comportamento relacional, o que nos faz pensar na tríade dinâmica, em que AP dá ritmo ao opostos AL e PL.

O triplo aquecedor é considerado a via de circulação da energia original, que estimula a atividade fisiológica dos órgãos e das vísceras. Seria responsável pela circulação dos fluidos em todo o organismo. Encontramos, mais uma vez, uma perfeita analogia com a AP, que Godelieve Denys-Struyf relacionava a *tudo aquilo que circula no corpo*. G.D.S. situava o máximo de atividade de AP entre 19 e 23 horas, o que corresponderia a uma maior atividade do sistema nervoso autônomo. Isso poderia explicar a frequente atitude de crianças que se recusam a ir para a cama à noite, demonstrando, ao contrário, uma exacerbação da energia.

Por outro lado, essa estrutura não encontra um lugar individual no ciclo das estações.

G.D.S. associou a atividade da epífise (ou glândula pineal) à PA AP. Embora localizada no interior do cérebro, posteriormente ao terceiro ventrículo, essa glândula endócrina é sensível às variações de luminosidade, como a alternância entre o dia e a noite. Tais informações lhe são comunicadas a partir dos olhos, por intermédio do núcleo quiasmático, que está ligado a ela. Ela libera a melatonina à noite, com um pico em torno de 3 horas da madrugada. Essas secreções de melatonina, em adequação com as variações de luminosidade, permitem ao organismo adaptar o ritmo vigília-sono às variações do dia e da noite.

A epífise participa ativamente, então, da regulação dos ritmos cronobiológicos. Isso permite compreender melhor por que a PM, que, no excesso, sufoca PA, sofre regularmente de transtornos do sono.

A melatonina é sintetizada a partir da serotonina estocada na epífise. A serotonina é produzida pelas células intestinais, bem como por células especializadas do cérebro (os núcleos de Raphé). Ela inibe a função gonadotrópica da hipófise anterior (ou adeno-hipófise), que G.D.S. associou à PM, e que secreta, entre outros, o hormônio foliculoestimulante (FSH) e o hormônio luteinizante (LH), responsáveis pela maturação dos órgãos genitais.

Figura 88

A estrela dentro do círculo, que permite estabelecer as bases da pentacoordenação entre as cadeias.

Em geral, o local escolhido para a representação de PA é no topo dessa estrela (Fig. 88A). Para permanecer em perfeita analogia com a medicina tradicional chinesa, ela é vista a partir do norte, dado que PA corresponde ao sul, na rosa dos ventos, e a PM, ao norte, na mesma vertical.

AL e PL ocupariam, respectivamente, as posições do oeste e do leste, em uma mesma horizontal.

Assim, o eixo vertical e o eixo horizontal formam uma cruz.

Certos autores atribuem à AM um lugar entre cada estrutura, no sentido de que ela auxilia a passagem de uma energia à outra, a cada interestação. Eu opto por situá-la entre PA e AL, para materializar a quinta estação, na qual ela recarrega toda a sua energia, e que a medicina chinesa situa em torno de 15 de agosto.

Resta, então, AP, a ser colocada. Em medicina tradicional chinesa, as opiniões divergem um pouco: alguns lhe atribuem um lugar, no círculo, em frente a AM (Fig. 88B). Para ater-me mais à biomecânica do que à proposta energética, tomarei a liberdade de posicioná-la, igualmente, sobre os braços da estrela, entre cada estrutura, para ressaltar seu papel de mediadora entre a cadeia que é controlada e aquela que controla, controle este que ela suaviza (Fig. 88B).

Essa figura ilustra, também, o controle que as cadeias exercem umas sobre as outras. As setas nas cores da cadeia dominante são direcionadas à estrutura por ela controlada.

Figura 89

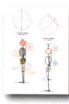

Sobre a estrela da pentacoordenação, PM controla PA e PA controla AL.

A Figura 89A ilustra, em detalhes, o controle fisiológico de PM sobre PA. Este se efetua de maneira diferente daquela que pudemos observar com as estruturas estudadas nos fascículos precedentes. A controladora, no caso PM, não instala seu feudo na residência da controlada; tal controle se faz *a distância*. De fato, PM tem seu feudo *no membro inferior, do calcanhar à nádega*, longe da residência de PA, *no crânio*, e de seu feudo, *no pescoço*.

Uma boa PM ancora a pelve aos calcanhares e opõe-se à PA, que tende para o zênite. Pode-se dizer que, em termos comportamentais, PM faz de tudo para manter os pés no chão, enquanto PA, em sua busca do absoluto, não deseja nada

Figura 88

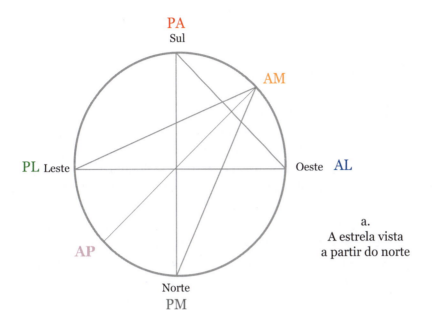

a.
A estrela vista a partir do norte

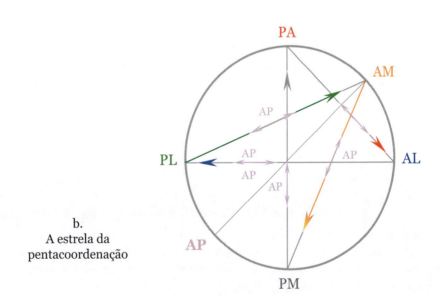

b.
A estrela da pentacoordenação

PA e AP na estrela da pentacoordenação

além de voar. Isso se confirma na mecânica, em que, sem controle de uma boa PM, PA parte, muito depressa, em direção a uma PA-AP.

Os sóleos devem contentar-se em *frear a inclinação das tíbias para a frente*, ajudados pelos flexores dos dedos; os isquiotibiais *mantêm o osso ilíaco em posição vertical*; e as fibras profundas dos glúteos máximos *freiam a tendência à nutação do sacro entre os ilíacos*. É necessário, ainda, que todos esses músculos possam tirar proveito de um ponto fixo caudal, o que *só é possível se o joelho mantiver-se em posição desaferrolhada por* AM, que controla, igualmente, a posição do esterno, em seu feudo, no tórax.

A Figura 89B ilustra, detalhadamente, o controle fisiológico de PA sobre AL. Como entre PM e PA, tal controle parece-me recíproco, cada um ocupando-se de uma zona definida. Por outro lado, esse controle não se dá apenas entre PA e AL. No presente caso, AP não se contenta em desempenhar o simples papel de ligação elástica entre essas duas cadeias, ela participa ativamente do controle.

Lembremo-nos do jogo duplo que empreende essa AP do membro inferior, comportando-se como PA, na inspiração, e associando-se a AL e AM, na expiração, para restabelecer o desaferrolhamento dos joelhos. Ao empurrar o chão, os quadríceps são os deflagradores do endireitamento axial, de que PA, no seu feudo, é o motor principal. AL tende, globalmente, a achatar o corpo, abaixando os ombros e, no excesso, flexionando os quadris e encolhendo a cabeça entre os ombros. AP, com os quadríceps, opõe-se a tudo isso e, por conseguinte, controla AL.

Em um esquema ideal, AL deveria contentar-se em descer os ombros, para permitir à PA liberar o pescoço. Cabe às fibras verticais do latíssimo do dorso, que é o representante exclusivo de AL no seu feudo, realizar essa tarefa.

Figura 90

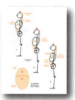

No excesso, PA e AP formam uma única cadeia de tensão miofascial.

PA pode enrijecer-se, instalando *uma inversão de curva cervical, uma retificação do segmento torácico superior* e um bloqueio da *caixa torácica em posição de inspiração* (Fig. 90A-1).

PA e AP formam, normalmente, uma dupla de tensão recíproca, que se ativa ao sabor da atividade diafragmática, na respiração. Quando PA se fixa, a primeira a reagir é AP. Tal reatividade se expressa, sobretudo, no nível das intermassas, em que AP exerce a função de manter uma lordose harmoniosa.

Os iliopsoas, de AP, associam-se ao diafragma e instalam uma hiperlordose, cujo ápice se situa em torno de L2, por vezes L1. O grande prejudicado é o transverso do abdome, que não consegue mais conter a massa visceral, propulsionada anteriormente pela hiperlordose e pela pressão permanente do centro frênico.

Figura 89

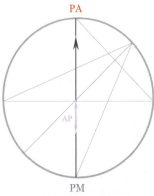

a. Controle a distância de PM sobre PA

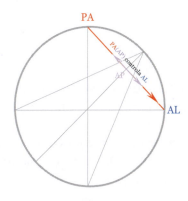

b. Controle a distância de PA sobre AL

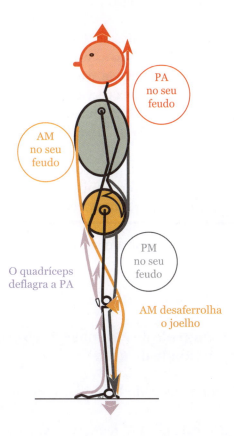

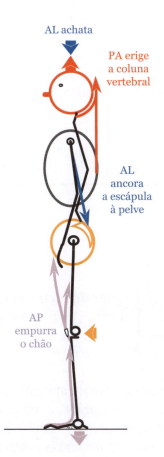

PM controla PA
PA AP controla AL

Os músculos ilíacos e retos da coxa, dos quadríceps, antevertem a pelve.

Os joelhos estão aferrolhados em recurvatum dos fêmures, pelos quadríceps e extensores dos dedos.

A fáscia visceral endotorácica sofre uma tração permanente, distendida entre a coluna cervicotorácica, que se erige, e o centro frênico, que desce.

Isso pode conduzir à instalação de uma lordose interescapular, centrada em T4 (Fig. 90A-2), e, caso a tensão aumente ainda mais, de um afundamento esternal (Fig. 90A-3).

A tensão do transverso do abdome, muito reativo aos psoas e aos pilares do diafragma, pode levar a uma diástase dos retos do abdome.

A alternância das pressões entre cavidade torácica e cavidade abdominal é perturbada (Fig. 90B). A pressão continua bastante forte entre essas duas cavidades, o que entrava a circulação venosa e linfática de retorno. Os problemas circulatórios são frequentes e pode chegar à "elefantíase".

Essas atitudes são comuns em dançarinos e ginastas. Os quadros patológicos que lhes são mais frequentemente associados são as espondilolisteses de L5, as síndromes femoropatelares, por ascensão da patela, e as rupturas de ligamentos cruzados, particularmente o anterior. A coluna cervical está constantemente sujeita a bloqueios, até mesmo a hérnias discais, quando a inversão de curvatura é relevante.

O trabalho do terapeuta deverá orientar-se para a desconexão do antagonismo entre os músculos longo do pescoço e pré-vertebrais, que enrijecem a coluna cervicotorácica, e o diafragma, que desce seu centro frênico.

A fim de adaptar-se à própria natureza de PA e de AP, ele deverá privilegiar manobras que façam intervir a ritmicidade vinculada à respiração.

Figura 91

Quando há inversão do controle de PM sobre PA, o excesso de PA-AP provoca a reatividade de PM.

A tração permanente para cima, exercida por PA, tende a levar a pelve em anteversão. A Figura 91 a relembra como PM controla PA, particularmente por intermédio do glúteo máximo. Ela é, portanto, a única capaz de frear essa tendência, ainda mais por ser extremamente *sensível a qualquer perda de verticalidade da massa pélvica*. Porém, isso somente é possível se o joelho permanecer desaferrolhado, o que já não é o caso. A PA-AP corre o risco de suplantar PM (Fig. 91B).

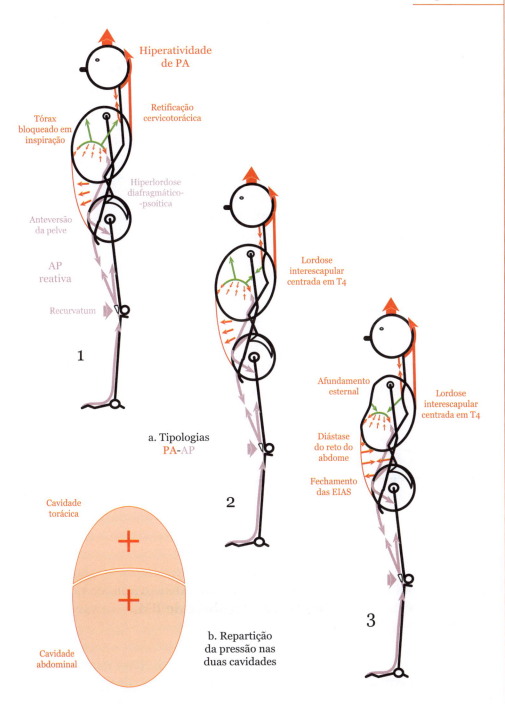

Detalhe da tipologia PA-AP hiperestênica

Cadeias posteroanteriores e anteroposteriores

Os isquiotibiais (1) são os mais sensíveis à perda da verticalidade da massa pélvica. Em reação, aumentam sua tonicidade. Entretanto, por não encontrarem ponto fixo sobre o fêmur, para contrariar a anteversão, não fazem nada além de *aumentar o recurvatum.*

Pelas mesmas razões, os glúteos máximos (2) *abandonam o sacro*, invertem seu ponto fixo, *levando o fêmur em extensão*, o que favorece a propulsão anterior e aumenta a reatividade dos outros músculos de PM. É o caso dos epaxiais (3), que, também pela falta de ponto fixo caudal, veem-se obrigados a seguir PA na direção cranial. O resultado é um *achatamento da lordose*, que aumenta ainda mais.

Obtém-se uma postura muito próxima daquela induzida por PM, à parte a lordose diafragmático-psoítica (Fig. 91C).

Françoise Mézières via o problema de forma diferente, invocando a causalidade de PM, com o diafragma e os psoas meramente confirmando o quadro. No que nos diz respeito, a causalidade é incumbida a PA e a reatividade, a PM.

Figura 92

Quando o controle de PA sobre AL se transforma em dominação, AL eventualmente recruta AP para melhor resistir.

A Figura 92A precisa, de novo, as modalidades de controle fisiológico entre PA e AL.

PA *erige*, opõe-se à gravidade, enquanto AL *achata*.

AP encontra-se entre as duas e busca temperar esse antagonismo, tanto no nível do *quadríceps, que se opõe ao componente de achatamento de* AL, quanto no nível das lordoses, em que *se opõe ao componente de delordose de* PA.

AL e AP mantêm estreitas relações, ao longo de todo o seu trajeto, sobretudo nos membros. De certo modo, em sua reatividade, diante do excesso de atividade de PA, AL **pode recrutar** AP, **obrigando-a a tomar ponto fixo caudal**, o que ilustra a Figura 92B.

O tibial anterior convoca os extensores dos dedos, para *trazer o esqueleto da perna de volta à frente.*

O trato iliotibial recrutado pelo precedente convoca o reto da coxa, do quadríceps, que *acentua a anteversão da pelve.*

As fibras mais anteriores dos glúteos mínimo e médio, de AL, reforçam a ação do iliopsoas, de AP, e *agravam a anteversão pélvica*. Trabalhando em corda de arco, elas chegam a *fletir a articulação do quadril.*

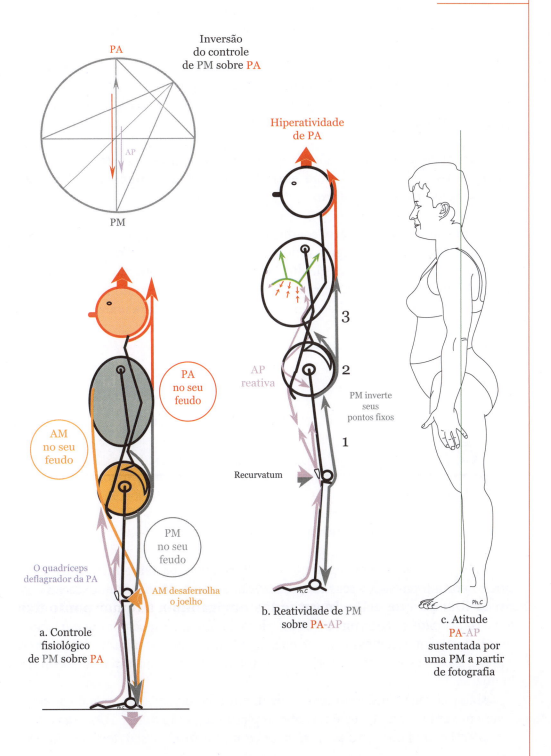

Reatividade de PM sobre um excesso de PA-AP

Cadeias posteroanteriores e anteroposteriores 193

O latíssimo do dorso, reativo à PA, tanto no nível cervicotorácico quanto no diafragma, *trabalha em corda de arco e agrava a lordose*. Encontramos tal competição entre o diafragma e o latíssimo do dorso, porém unilateralmente, na etiologia de certo tipo de atitude escoliótica, que apresenta uma grande curvatura toracolombar, centrada em T12-L1. Contrariamente às escolioses combinadas, que são mais frequentemente torácicas direitas e lombares esquerdas, observei, na prática, que elas podem apresentar a convexidade tanto à direita quanto à esquerda.

Os indivíduos dessa tipologia são, em geral, *muito desajeitados em seus movimentos*, podendo até mesmo, em certos casos, demonstrar sinais evidentes de certa *incoordenação motora*.

O trabalho deverá, é claro, conduzir-se sobre a PA-AP a partir do pescoço, antes de ocupar-se do diafragma, e depois do iliopsoas. As accordages serão úteis nos membros, tanto inferiores quanto superiores, para devolver à AP as possibilidades de alternância de ponto fixo que a caracterizam, separando-a de AL.

Reinstalar o AM permanece uma evidente necessidade, cada vez que AL se manifesta.

Figura 93

A associação entre PA-AP e PL é frequente.

A Figura 93 ilustra a recuperação do osso ilíaco pelos pelvicotrocanterianos de PL, em uma atitude marcada por PA-AP.

Encontrei essa combinação, no consultório, com bastante regularidade. O sujeito porta todas as marcas características de uma PA-AP, com exceção dos **ossos ilíacos, que estão bloqueados em nutação**. *Os quadris estão em forte rotação lateral* e os membros inferiores singularizam-se por um *varo bem marcado*. Reconhecemos, aí, a presença de PL, que, talvez, tenha vindo socorrer a pelve, freando sua flexão anterior e, indiretamente, a flexão anterior da coluna lombar.

Materializei, voluntariamente, o ligamento iliolombar, que se opõe ao deslizamento anterior de L5 e de L4 sobre o platô sacral. *Ao nutar o osso ilíaco, PL lhes oferece um ponto fixo posterior, para minimizar o risco de espondilolistese.*

Infelizmente, o sacro continua a afirmar seu pertencimento à cadeia articular do tronco e seguir a coluna lombar, engajada pelos psoas, o que o faz perder a *solidariedade com os ossos ilíacos*. **A sacroilíaca encontra-se instabilizada**, o que pode provocar dores semelhantes àquelas que sofrem os sujeitos em excesso de PM.

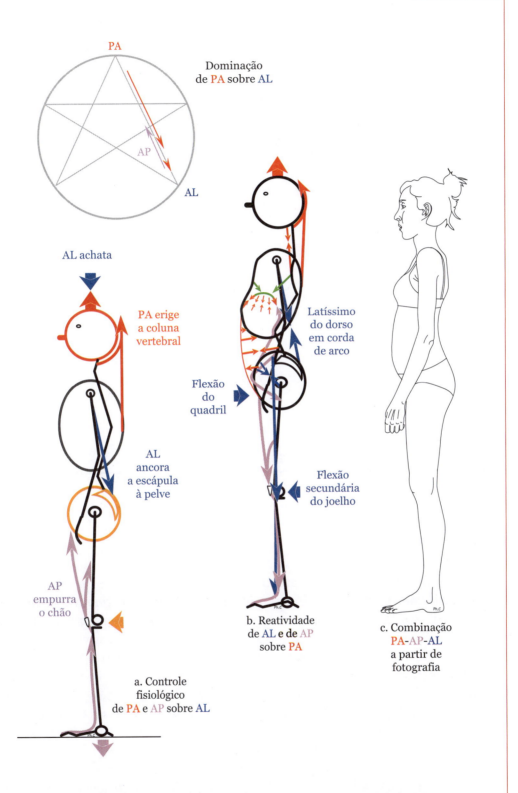

Figura 92

Quando AL e AP se associam para se oporem à PA

Cadeias *posteroanteriores* e *anteroposteriores* 195

Por outro lado, essa PL reativa tem efeitos sobre a articulação do quadril, que podem conduzir ao aparecimento de uma coxartrose expulsiva.

As fotografias 93 B e C ilustram um caso desse tipo: o teste da flexão anterior do tronco (Fig. 93B) revela a presença de uma PL, que contraria a flexão anterior dos ossos ilíacos, além de certa rigidez do quadril.

Haveria terreno, portanto, para acalmar essa PL.

A fotografia 93C revela, por sua vez, uma *lordose diafragmático-psoítica*, típica de uma PA-AP; logo, uma hiperatividade dos psoas. Há uma armadilha aí, portanto, em que o terapeuta pode, facilmente, cair: atacar a cadeia reativa.

Em minha opinião, a prioridade está no trabalho sobre a PA-AP, a partir do pescoço e do tórax, como de hábito, para, progressivamente, chegar à pelve e aos iliopsoas.

Não será inútil, em seguida, trabalhar essa PL, que haverá tido tempo para enrijecer-se.

Figura 94

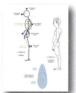

A atitude dita em AP frágil resulta da carência de atividade das outras cadeias do eixo vertical.

Aqui, em vez de tensão muscular excessiva, essa atitude resulta da carência de atividade das outras cadeias:

AM não foi integrada, para ancorar-se ao chão.
PA não foi suficientemente instalada, para erigir a coluna e opor-se à gravidade.
PM não é capaz de manter a posição vertical.

G.D.S. falava de uma AP adinâmica, ou, ainda, de uma AP órfã. Convém, aliás, fazer a *distinção entre essa AP adinâmica e uma AP dinâmica*, que dá ritmo às curvas, empurra o chão e dinamiza.

No presente caso, poderíamos mesmo dizer que essa AP, desmotivada, desistiu. O indivíduo se vê, então, obrigado a um agenciamento das massas o mais econômico possível, em zigue-zague, apoiando-se e suspendendo-se, passivamente, à sua AP (Fig. 94 A e B). Não mais sendo ativa, essa AP permite-se, frequentemente, estirar.

É o caso dos iliopsoas, que tentam frear a anteprojeção da pelve.

No nível do joelho, o quadríceps está inativo, o que atesta a forma característica do vasto medial "em banana", superior e medialmente à patela. O fêmur recua passivamente, submetendo o ligamento cruzado anterior do joelho a uma tensão permanente.

Figura 93

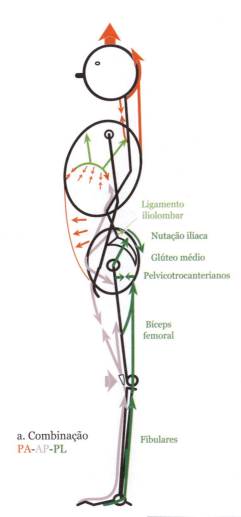

a. Combinação
PA-AP-PL

Ligamento iliolombar
Nutação ilíaca
Glúteo médio
Pelvicotrocanterianos
Bíceps femoral
Fibulares

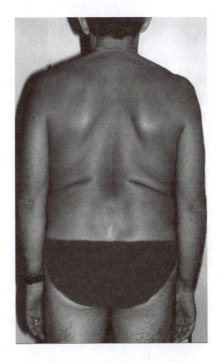

b. Lordose PA-AP
na posição de pé

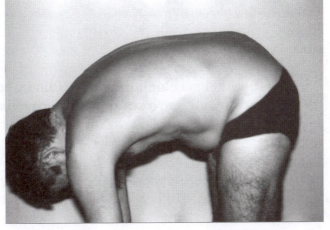

c. Marcas PL
no teste de flexão
anterior do tronco

Combinação PA-AP-PL

Cadeias **posteroanteriores** e anteroposteriores

O tórax fica achatado, em expiração, e *suspenso ao centro frênico, como a um paraquedas.* O diafragma torna-se, aqui, um músculo de AP em tempo integral. Sua atividade se reduz a "inflar o ventre" na inspiração, o que não basta para ritmar as pressões entre as duas cavidades (Fig. 94C). A circulação de retorno é contrariada, porém não pelo fato de uma hiperpressão permanente nas duas cavidades, conforme vislumbrado nos casos precedentes, mas *por ausência de alternância de pressão.*

Enquanto os escalenos *anteprojetam o pescoço,* os suboccipitais – que são mistos de PA, na inspiração, e de AP, na expiração – *endireitam a massa cefálica* para preservar a "horizontalidade" do olhar.

O trabalho será bem diferente daquele de que necessitavam as demais tipologias, pois esses indivíduos são, em geral, relativamente flexíveis, por vezes até hiperlassos. Alguns cultivam, aliás, essa hiperlassidão, alongando-se exageradamente. Convém levar em consideração a tendência comprovada, dessas estruturas PA e AP, à descorporalização. O corpo torna-se um peso, que atrapalha o espírito. Assim, torna-se necessário aliviá-lo, a qualquer preço. É essencial, portanto, ajudar tais pacientes a reabitar esse corpo e a fazer dele um amigo.

Mais do que desfazer, é preciso construir tudo.

Será necessário, então:
- Instalar AM, que dá estabilidade e segurança. Assegurar o desaferrolhamento do joelho e ativar a tomada de consciência dos apoios no chão constituem uma etapa importante.
- Estimular PA, estimulando o autocrescimento e reativando uma respiração dinâmica.
- A tomada de consciência da estrutura óssea pelas percussões, vibrações ou visualização permite integrar uma boa PM.

Figura 95

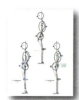

As cadeias relacionais AL e PL vêm socorrer, frequentemente, a AP frágil, para compensar a carência de AM e de PM.

AL é a cadeia de defesa por excelência. Nada mais lógico do que ela vir em auxílio de uma AP frágil. Infelizmente, ela tenderá a fixar essa AP, privando-a de sua adaptabilidade natural, do ponto de vista tanto comportamental quanto biomecânico.

AL obrigará os músculos de AP a tomar ponto fixo caudal, como no caso, previamente evocado, de uma combinação PA-AP-AL, e encontraremos todas as marcas reveladoras de uma dominância das cadeias anterolaterais (Fig. 95A):

Figura 94

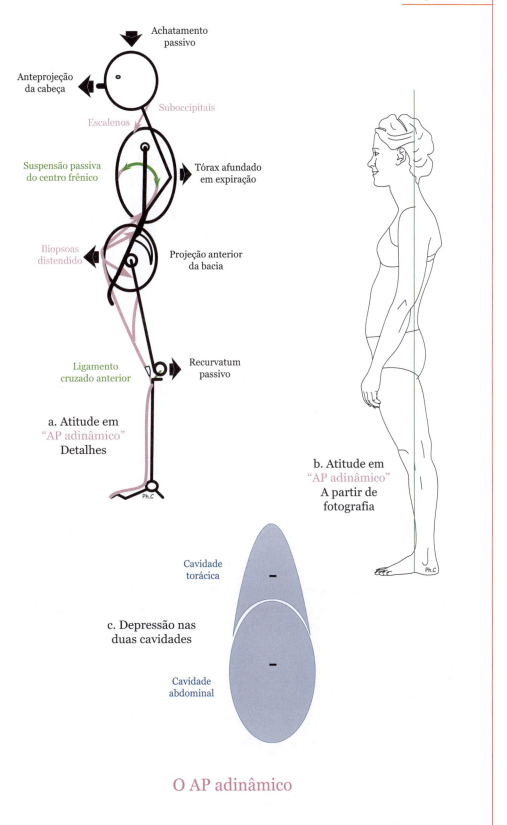

O AP adinâmico

Cadeias **posteroanteriores** e anteroposteriores 199

O tibial anterior convoca os extensores dos dedos, para *trazer o esqueleto da perna de volta à frente*.

O trato iliotibial, recrutado pelo precedente, convoca o reto da coxa, do quadríceps, que *leva o osso ilíaco em contranutação*.

As fibras mais anteriores dos glúteos mínimo e médio, de AL, chegam a fletir o quadril e, com isso, aliviam o iliopsoas. Associam-se ao músculo ilíaco e basculam o osso ilíaco em contranutação.

O oblíquo interno confirma a *contranutação ilíaca* e comprime a massa visceral, favorecendo *uma inversão de curva lombar*.

Nessa combinação, o latíssimo do dorso trabalha, geralmente, a partir de um ponto fixo umeral, devido à elevação do ombro pela parte clavicular do peitoral maior.

Os intercostais íntimos e os serráteis posteriores inferiores bloqueiam a caixa torácica em posição de expiração. Para terminar, os esternocleidomastoideos obrigam os escalenos a tomar ponto fixo caudal e achatam a coluna cervical.

A Figura 95B ilustra uma combinação entre AP e PL. PL tende a arquear o corpo a partir dos quadris:

As fibras mais posteriores do glúteo médio e as superficiais do glúteo máximo bloqueiam a articulação do quadril em *extensão*, enquanto os pelvicotrocanterianos fixam o fêmur em *rotação lateral*.

A situação do músculo iliopsoas, que é *defesa convexitária* da articulação do quadril, é ainda mais grave do que aquela à qual estava submetido, na posição dita em AP adinâmico. Então, ele frequentemente se espasma em defesa, ocasionando dores do tipo *cruralgias*, como no caso de uma combinação AM-PL.

É sobre essas atitudes combinadas que encerramos o estudo desta famosa **PA-AP**.

Figura 95

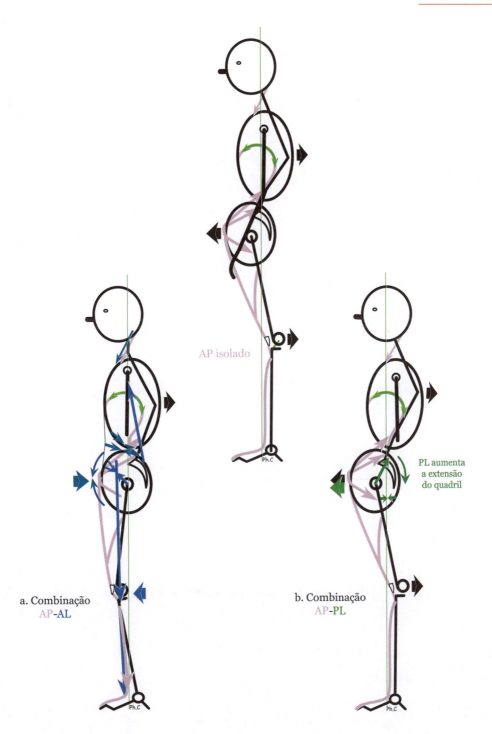

AP isolado

a. Combinação AP-AL

b. Combinação AP-PL

PL aumenta a extensão do quadril

As combinações de AP com as cadeias relacionais AL e PL

Cadeias posteroanteriores e anteroposteriores 201

Conclusão

As cadeias anteromedianas e posteromedianas são cadeias estáticas. PA e AP são cadeias dinâmicas, porém de um dinamismo diferente daquele de uma PL, pois está implicada a noção de ritmo e de alternância.

Godelieve Denys-Struyf afirmava: "*dar AP nunca é inútil*". Françoise Mézières nos dizia: "*Quando você não souber mais o que fazer, libere o diafragma*". AP é a vida, o movimento, o ritmo sob todas as suas formas. É AP que tempera os antagonismos, que une os contrários, em uma alternância geradora de movimento.

As cadeias PA e AP estão intimamente ligadas à respiração, ao coração que bate, ao sangue que corre em nossas veias, às flutuações de pressão no líquido cefalorraquidiano. Delas faz parte o diafragma – ele que os chineses consideram a fronteira entre os sistemas simpático e parassimpático. De fato, o sistema simpático está presente, sobretudo, na região torácica, enquanto o parassimpático se encontra, além dos nervos cranianos, principalmente, na pelve. Tal fronteira é móvel, pois o diafragma não cessa de ativar-se. A ritmicidade do diafragma contribui, com toda a certeza, para a alternância, no seio do sistema neurovegetativo.

Nenhum órgão ou víscera escapa dessa ritmicidade. O diafragma ajuda o fígado a purificar o sangue, auxilia o intestino delgado na assimilação, bombeando a cada ciclo respiratório.

Ele está no centro de todo o nosso sistema miofascial, tal qual uma aranha, cujo mínimo movimento faz vibrar o conjunto de sua teia. Ele atrai, para si, todas as cadeias, numa dinâmica em que se alternam rotação lateral, com PL, e rotação medial, com AL. Françoise Mézières percebeu isso muito cedo, e nunca deixava de nos lembrar.

Eis por que a respiração deve ritmar todas as nossas manobras, e a liberação do diafragma não ser jamais esquecida.

No entanto, essa PA AP é como todas as outras cadeias. Não existem, de um lado, as boas, e do outro, as más. Todas estão sujeitas a desregular-se e transformar-se na sua própria negação. PA e AP não escapam à regra. Uma boa harmonia entre PA e AP favorece o equilíbrio e a precisão no movimento, porém, no excesso, sobretudo quando AP associa-se a AL, os movimentos são inexatos, o que pode tornar-se sinônimo de incoordenação motora.

Essas duas cadeias estão implicadas nos mecanismos de certas escolioses, particularmente aquelas determinadas por um terreno PM. Conforme detalhamos anteriormente, PM tende a sufocar PA e AP, mas elas entram em reação e, associando-se com uma AL assimétrica, instalam as rotações.

Encontramos, também, essa PA-AP em certas atitudes escolióticas, secundárias a um trabalho em ortodontia. Notemos, a esse respeito, que elas parecem não suportar tudo que tende a fazer recuarem os dentes, o que as conduz a reagir a distância, no corpo.

Enfim, estando ligadas ao sistema nervoso, as doenças do sistema nervoso, como a esclerose múltipla, entre outras, podem ser favorecidas por uma degradação dessas estruturas.

Este último fascículo das cadeias do eixo vertical conclui um trabalho iniciado em 2000, em comum acordo com Godelieve Denys-Struyf, de quem fui assistente e depois diretor de formação, até 2009.

Foi com apreensão que me lancei à redação desta famosa PA-AP. De fato, não seria ela a mais genial de suas cadeias, mas também a mais sutil, para não dizer complexa? Esse processo permitiu-me elucidar certas dúvidas persistentes, mas ainda há coisas a ser esclarecidas, pontos de vista a refinar.

Terminarei retomando o que G.D.S. escreveu no prefácio de meu primeiro livro *Respir-ações*:

"Nenhuma obra bem construída, com sólidas fundações, poderia ser realizada por uma única pessoa, nem ser um trabalho feito rapidamente. Para propor um método confiável, é preciso tempo, pois é necessário fazer pesquisas e verificações, a fim de apoiar o talento e a experimentação clínica, a intuição do começo. É importante avançar nas certezas sobre o funcionamento ótimo do corpo humano, para que esse método, dito 'das cadeias', torne-se o culminar de um percurso em que cada um, na sua vez, assuma o posto e acrescente sua pedra ."

O objetivo deste trabalho é tentar facilitar a leitura do corpo e sua interpretação, com fins terapêuticos, pois continuo a pensar que um bom conhecimento da anatomofisiologia permite a liberdade que propicia uma melhor escuta, uma vez armazenadas as imagens justas daquilo que temos sob as mãos.

Referências bibliográficas

AGINSKI, A. *Sur le chemin de la détente*. Paris: Trédaniel, 1994.

ALEXANDER, G. *Le corps retrouvé par l'eutonie*. Paris: Tchou, 1977.

ARRIBAS, M. J. D. *et al.* "Effectiveness of the physical therapy Godelieve Denys-Struyf method for nonspecific low back pain: primary care randomized control trial". *Spine*, v. 34, n. 15, jul. 2009.

BEAUTHIER, J.-P.; LEFEBVRE, P. *Traité d'anatomie (de la théorie à la pratique palpatoire)*. Bruxelas: De Boeck-Université, 1990.

BIENFAIT, M. *Les fascias*. Bordeaux: Société d'édition "Le Pousoé", 1982.

CAMPIGNION, P. "Godelieve Denys-Struyf". *Respir-Ações – A respiração para uma vida saudável*. São Paulo: Summus, 1998.

_____. *Les chaînes musculaires et articulaires concept G.D.S. Notions de base*. Paris: Ph. Campignion, 2001.

_____. *Cadeias ântero-laterais – Cadeias musculares e articulares – Método G.D.S.* São Paulo: Summus, 2008.

_____. *Cadeias posterolaterais – Cadeias musculares e articulares – Método G.D.S.* São Paulo: Summus, 2009.

_____. *Cadeias anteromedianas – Cadeias musculares e articulares – Método G.D.S.* São Paulo: Summus, 2010.

_____. *Cadeias posteromedianas – Cadeias musculares e articulares – Método G.D.S.* São Paulo: Summus, 2015.

CHAUVOIS, A.; FOURNIER, M.; GIRARDIN, F. *Rééducation des fonctions dans la thérapeutique orthodontique*. Paris: Sid Éd., 1991.

CURTIL, P.; METRA, A. *Traité pratique d'ostéopathie viscérale*. Paris: Éditions Frison-Roche, 1997.

DENYS-STRUYF, G. *Cadeias musculares e articulares – O método G.D.S.* São Paulo: Summus, 1995.

DEPREUX, R.; LIBERSA, C. *Anatomie, schémas de travaux pratiques*. Paris: Vigot, 1988.

DE SEZE, S.; DJIAN, A. *La radiographie vertébrale*. Diagnostic au service du généraliste par de Visscher A., 5. ed. Paris: Maloine, s/d.

DOLTO, B. J. *Le corps entre les mains*. Paris: Editios Vuibert, 1976 e 2006.

EHRENFRIED, L. *De l'éducation du corps à l'éducation de l'esprit*. Paris: Aubier Montaigne, 1956.

FAUBERT, A. M. *Trait*é d'acupuncture traditionnelle. 10. ed. Paris: Guy Trédaniel éditeur, 1977.

FELDENKRAIS M., *L'évidence en question*. Paris: edição especial, 1997.

FRERES M. *Méthode rythmique d'harmonisation myotensive*. Coleção SBORTM. Paris: Èditeur OMC, 1985.

GOSLING, J.-A. *et al. Human anatomy*. Londres: Gower Medical Publishing, 1990.

HAZARD, J.; PERLEMUTER, L. *Abrégé d'endocrinologie*. Paris: Elsevier Masson, 1978.

JONES, L. H. *Correction spontanée par repositionnement*. Coleção SBORTM. Paris: Éditeur OMC, 1980.

KAHLE, W.; LEONHARDT, H.; PLATZER, W. *Anatomie*. Paris: Flammarion Médecine-Science, 1978.

KAPANDJI, I.-A. *Physiologie articulaire (schémas commentés de mécanique humaine)*. 2. ed. Paris: Maloine, 1968.

KELEMAN, S. *Anatomia emocional*. São Paulo: Summus, 1992.

LABORIT, H. *La légende des comportements*. Paris: Flammarion, 1994.

LANZA, B. *et al. Le cere anatomiche della specola*. Firenze: Arnaud, 1993.

LESAGE, B. *Jalons pour une pratique psycho-corporelle*. Coleção L'ailleurs du corps. Paris: Érés, 2012.

LITTLEJOHN, J.-M. *Mécaniques de la colonne vertébrale et du bassin*. Transmis par WERNHAM, J. à l'école Européenne d'ostéopathie de Maidstone G. B.

MEZIERES, F. *Gymnastique statique*. Paris: Imprimerie Polyglotte Vuibert, 1947.

NETTER, F. D. *Atlas of human anatomy*. Nova Jersey: Ciba-Geigy Corporation, 1990.

PATTE, J. *La méthode Mézières, une approche globale du corps*. Coleção Sport et Santé. Paris: Chiron, 2009.

PIRET, S.; BEZIERS, M.-M. *A coordenação motora*. São Paulo: Summus, 1992.

RATIO, A. *Le crâne en ostéopathie*. Paris: André Ratio, 2012.

ROUVIERE, H.; DELMAS, A. *Anatomie humaine*. 13. ed. Paris: Masson, 1992.

TESTUT, J. L. *Traité d'anatomie humaine*. 6. ed. Paris: Éditions Octave Doin et Fils, 1912.

TESTUT, J. L.; JACOB, O. *Traité d'anatomie topographique*. 3. ed. Paris: Éditions Octave Doin et Fils, 1914.

TRAVELL, J.; SIMONS, D. *Douleurs et troubles fonctionnels myofasciaux* (3 tomes). Paris: Éditions Haug International, 1993.

UPLEDGER, J. E. *Thérapie crânio-sacrée*. Paris: IPCO, 1995.

VALENTIN, B. *Autobiographie d'un bipède*. Bélgica: Ed. B. Valentin, 2007.

VLEEMING, A. *et al.* "The posterior layer of the thoraco-lumbar fascia: its function in load transfer from spine to legs". *Spine*, v. 20, n. 7, abr. 1995.

WRIGHT, S. *Physiologie appliquée à la médecine*. 2. ed. Paris: Flammarion Médecine-Sciences, 1980.

Ensino do método Mézières, 1976-77.

Ensino do método G.D.S. em Wégimont, 1980-81.

Documentos de arquivos e cursos ministrados por Godelieve Denys-Struyf.

Discussões e trocas com Godelieve Denys-Struyf.

Formação em relação de ajuda com Françoise Blot, 1994-95.

Agradecimentos

Pela revisão, correções e sábias observações:
- aos professores do aspecto biomecânico, Isabelle Bestel, Dominique Chaland, Bernard Valentin;
- aos membros do I.C.T.G.D.S., Greet Dekeersmaker, Bénédicte e Marie Struyf.

A Cédric Carré, por suas verificações anatômicas e seu perfeito domínio da nova nomenclatura.

Pela revisão e tradução deste livro: Aida Lencina e Elia Verdu-Bellod (Espanha), Renata Ungier (Brasil).

A minha esposa Lori, tanto por sua paciência quanto por suas qualidades de organizadora no âmbito do centro de formação.

www.gruposummus.com.br